液状化細胞診(Cell prep®)
婦人科子宮頸部細胞診アトラス

著者:冨田　裕彦
大阪府立成人病センター　病理・細胞診断科　主任部長

竹中　明美
大阪府立成人病センター　病理・細胞診断科

緒　言

　米国におけるいわゆるパップスキャンダルや細胞検査士不足といった社会的背景を基盤として登場した液状化検体細胞診（Liquid-based cytology: 以下 LBC）は、米国の子宮頸部細胞診検査のほぼ全部を、欧州の約3割を現在占めるに至っている。本邦においても LBC 採用施設は着実に増えつつある。LBC では、同一検体を用いて細胞診標本作成、免疫染色（p16, Ki67 など）、HPV タイピング検査を行うことができ、今後は LBC を用いた多面的な検査が子宮頸部検査、あるいはスクリーニングの主流となることは容易に想像できる。

　LBC では検体採取後の標本乾燥がない、血球や夾雑物が取り除かれるといった標本作成過程での不適切標本の発生が大幅に減少するが、一方で細胞重積性が失われる、壊死・炎症細胞が取り除かれるといった、従来細胞診断において指標としてきた所見が失われる、あるいは変化することがあるので、LBC 用のスライド検鏡方法を習得する必要がある。大集団ではなく個々の細胞形態を中心に所見をとり、N/C 比、クロマチンパターンの変化、小集塊内での細胞配列を観察することが LBC 標本での正確な細胞診断につながるので、従来法と異なる細胞診標本を観察することを念頭において検鏡に臨む必要がある。

　大阪府立成人病センター病理・細胞診断科では、各種の LBC 法を比較検討した結果、2014 年度より Cell prep® を採用している。採用理由の一つに、細胞像が従来法の細胞診標本により類似しており、かつ検鏡しやすいことがある。LBC の特性を知って細胞診断を行うのはもちろん必要であるが、個々の細胞の核所見、細胞所見が従来法と大きく異なっているより類似しているほうが、シームレスに LBC を導入できるのではないかと考えたからである。

　本アトラスは、Cell prep®LBC をこれから開始する施設の細胞診専門医、細胞検査士の方々を対象とし、従来法との相違点、検鏡の進め方について実際の症例をもとにした解説書として作成開始した。結果的には、子宮頸部病変を網羅的に解説し従来法と LBC の異同を分かりやすく解説するアトラスが出来上がったと自負している。LBC には各種共通の特徴も多いので、本アトラスは Cell prep® 以外の LBC 採用施設の方々、またこれから子宮頸部細胞診を勉強しようとしている医師、臨床検査技師の方々にも十分役立つアトラスであることを確信している。

　最後に本アトラスの作成に協力いただいた、大阪府立成人病センター婦人科主任部長上浦祥司先生、大阪府立成人病センター病理・細胞診の方々にこの場を借りて厚くお礼を申し上げる。

　　　　　　　　　　　　　　　　　　　　　　　　大阪府立成人病センター　病理・細胞診断科
　　　　　　　　　　　　　　　　　　　　　　　　　　　　　　　　　　　冨田　裕彦
　　　　　　　　　　　　　　　　　　　　　　　　　　　　　　　　　　　竹中　明美

目　　次

緒　言

本アトラスの略語一覧 …………………………………………………………………… 6

第1章　Cellprep® システムの概要
　1．Cellprep® システムのコンセプト ……………………………………………………… 9
　2．塗抹原理 ………………………………………………………………………………… 10
　3．標本作製工程 …………………………………………………………………………… 11

第2章　Cellprep® システムの基本性能
　1．Cellprep® システムで得られる標本の特徴 …………………………………………… 17
　2．Cellprep® システムの性能評価 ………………………………………………………… 17
　3．細胞診検体としての保存安定性 ……………………………………………………… 18
　4．免疫細胞化学染色（ICC）標本への適応 …………………………………………… 18
　5．ハイリスクHPV遺伝子検査の適用と保存安定性 ………………………………… 18

第3章　Cellprep® の細胞像
　1. NILM
　　症例 1　　正常 ……………………………………………………………………… 21
　　症例 2　　頸管腺 …………………………………………………………………… 22
　　症例 3　　細菌 ……………………………………………………………………… 23
　　症例 4　　トリコモナス感染／カンジタ感染 ………………………………… 24
　　症例 5　　炎症 ……………………………………………………………………… 25
　　症例 6　　萎縮 ……………………………………………………………………… 26
　　症例 7　　扁平上皮化生 …………………………………………………………… 27
　　症例 8　　扁平上皮化生 …………………………………………………………… 28
　　症例 9　　扁平上皮化生 …………………………………………………………… 29
　2. ASC-US
　　症例 10　 ……………………………………………………………………………… 30
　　症例 11　 ……………………………………………………………………………… 31
　3. ASC-H
　　症例 12　 ……………………………………………………………………………… 32
　　症例 13　 ……………………………………………………………………………… 34
　4. LSIL
　　症例 14　CIN1（軽度異形成） …………………………………………………… 36
　　症例 15　CIN1（軽度異形成） …………………………………………………… 37
　5. HSLI
　　症例 16　CIN2（中等度異形成） ………………………………………………… 38
　　症例 17　CIN2（中等度異形成） ………………………………………………… 40
　　症例 18　CIN2（中等度異形成） ………………………………………………… 41

症例 19	CIN3（高度異形成）	42
症例 20	CIN3（高度異形成）	43
症例 21	CIS（上皮内癌）	44
症例 22	CIS～MIC（上皮内癌～微小浸潤癌）	46

6. SCC

症例 23	MIC～SCC（微小浸潤癌～浸潤性扁平上皮癌）	48
症例 24		49
症例 25		50
症例 26		51
症例 27		53

7. 腺系病変

症例 28	AGC（異型腺細胞）	55
症例 29	AIS（上皮内腺癌）	56
症例 30	AIS～Adenocarcinoma（上皮内腺癌～浸潤性腺癌）	58
症例 31	Adenocarcinoma（腺癌）	60
症例 32	Adenocarcinoma（腺癌）	62
症例 33	Adenocarcinoma（胃型粘液性腺癌）	64
症例 34	Adenocarcinoma（類内膜腺癌）	66
症例 35	Adenocarcinoma（漿液性腺癌）	67
症例 36	Adenocarcinoma（明細胞腺癌）	68

8. 子宮頸部の免疫染色（CINtec® PLUS）

症例 37	ASC-US	71
症例 38	LSIL（CIN1）	72
症例 39	HSIL（CIN2）	73
症例 40	HSIL（CIN2～3）	74
症例 41	HSIL（CIN3）	75

第4章　Cellprep®による細胞診判定の注意

1. 従来法との相違点 ･･ 79
2. 細胞の見方 ･･ 81
3. Cellprep® 導入後の判定の変化について ････････････････････････ 82
4. 子宮内膜細胞と妊婦細胞への応用 ･････････････････････････････ 83

本アトラス内の略語一覧

Abbreviation（略語）

AGC　　　：atypical glandular cells　異型腺細胞（腺異形成）

AIS　　　：adenocarcinoma in situ　上皮内腺癌

ASC-H　　：atypical squamous cells, cannot exclude HSIL　HSILを除外できない異型扁平上皮細胞

ASC-US　：atypical squamous cells of undetermined significance　意義不明な異型扁平上皮細胞

CIN1　　：cervical intraepithelial neoplasia 1　軽度異形成

CIN2　　：cervical intraepithelial neoplasia 2　中等度異形成

CIN3　　：cervical intraepithelial neoplasia 3　高度異形成

CIS　　　：carcinoma in situ　上皮内癌

HPV　　　：human papillomavirus　ヒトパピローマウイルス

HSIL　　：high grade squamous intraepithelial lesion　高度扁平上皮内病変

ICC　　　：immunocytochemistry　免疫細胞化学

LBC　　　：liquid based cytology　液状化細胞診

LSIL　　：low grade squamous intraepithelial lesion　軽度扁平上皮内病変

MIC　　　：microinvasive carcinoma　微小浸潤癌

NILM　　：negative for intraepithelial lesion or malignancy　非腫瘍性所見

SCC　　　：squamous cell carcinoma　（浸潤性）扁平上皮癌

第 1 章
Cellprep® システムの概要

1. Cellprep® システムのコンセプト

　液状化細胞診（LBC）の導入利点は、不適正標本の減少、染色標本の感度および特異度の改善、さらに細胞検査士の負担を軽減し診断精度を改善することにある。Cellprep® システムは、これらLBCシステムに共通する利点をすべて網羅し、独自技術により細胞形態の保持性を高めた極めて優れたシステムである。その開発コンセプトは、以下の4点である。

1）従来法に近い標本像
　独自の固定液を開発することによりバイアル内での細胞収縮を最小限に抑え、直接塗抹標本により近い細胞像を得ることができる。
　また診断に有用な様々な感染所見や炎症細胞、壊死などは保たれる。

2）優れた細胞定着性と均等分布
　全面がスライドガラスに密着する独自のフィルター形状に加えて塗抹原理に風圧を用いることにより、細胞のスライドガラスへの定着を高め、偏りの少ない観察しやすい標本を作製することができる。

3）煩雑な前処理工程の簡略化
　4タイプのバイアルにそれぞれ想定した検体種に適した前処理剤を配合し、血液や粘液といった夾雑物をバイアル内にて処理することにより前処理工程の簡略化を実現している。

4）圧倒的な検体処理能力
　Cellprep® システムは風圧を用いた塗抹原理、キャップの自動開閉、フィルターの自動装填などの基本性能を共通に、特色の異なる以下の2機種をラインナップしている。
　Cellprep® PLUS：1検体あたりの標本作製時間は30秒、1時間に最大120検体の処理を行うことが可能なセミオートモデル（図1）。
　Cellprep®AUTO：QRコードおよび各種バーコードに対応したランダムアクセス機能により最大40検体を40分で処理することが可能なフルオートモデル（図2）。

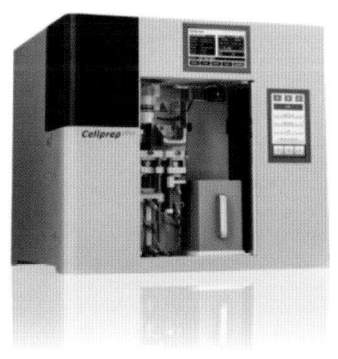
図1　セミオートモデル

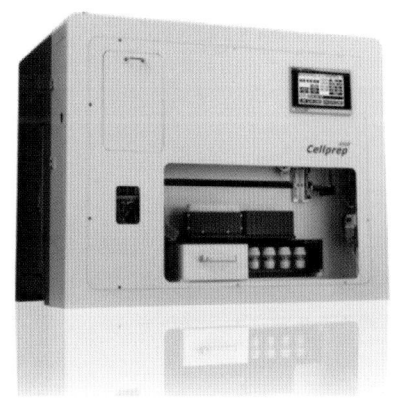
図2　フルオートモデル

（写真提供：ロシュ・ダイアグノスティックス株式会社）

2. 塗抹原理

　Cellprep® システムは Cellprep® 本体、Cellprep® バイアル、メンブレンフィルター、Cellprep® スライドで構成される。スライドガラスに密着するクッション性に富んだ構造のメンブレンフィルターを使用し、風圧を利用した細胞転写によって均一かつ過度な力が加わらない、すぐれた細胞定着性が実現している（図3）。

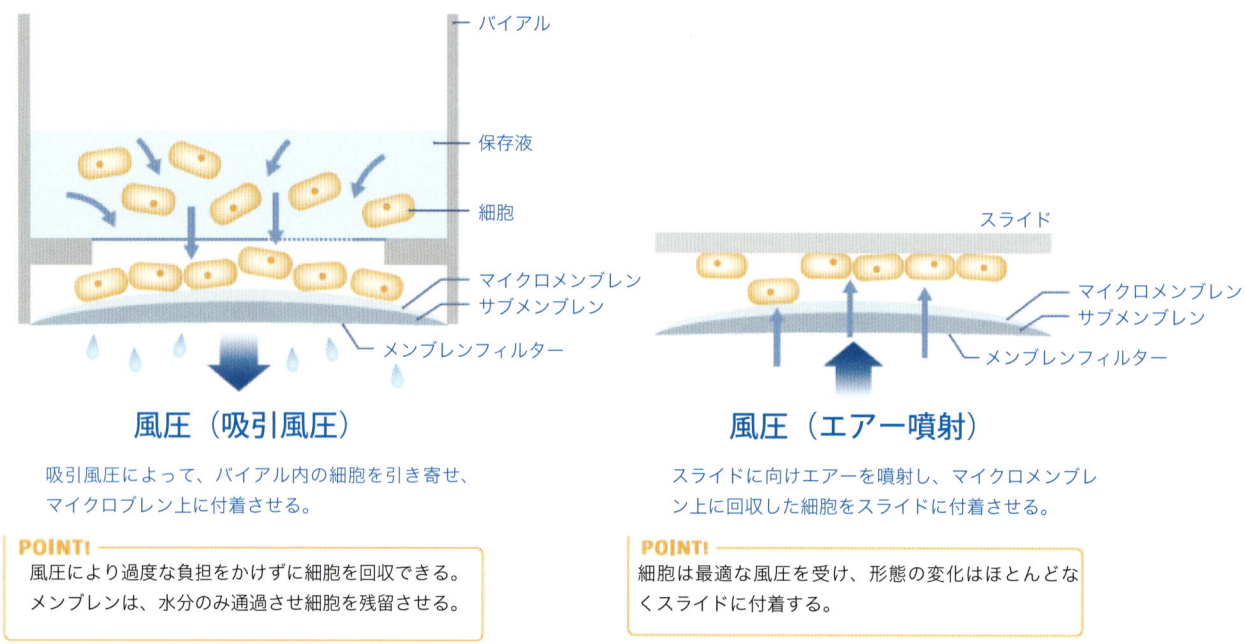

図3　Cellprep® の塗抹原理

　また Cellprep® バイアルに含まれる固定液成分は低濃度のエタノールをベースとし、夾雑物を処理するための前処理剤を配合することにより観察のしやすい標本作製を可能にしている（表1）。

表1　Cellprep® バイアル一覧

外観				
タイプ	子宮頸部、口腔	尿、髄液	呼吸器	穿刺吸引、体腔液
固定液特長	・粘液成分の除去 ・赤血球の溶血	・細胞収縮の抑制	・粘液成分の除去	・粘液成分の除去 ・赤血球の溶血

3. 標本作製工程

1）採取器具

婦人科領域の擦過細胞診採取器具には、先端部の形状や材質の違った様々なブラシが存在する。擦過ブラシ部分を固定液でよく濯ぎ、ブラシ先端部が分離可能なものは先端ごとバイアルへ保存することによりコンタミネーションを防ぎ、採取したすべての細胞を回収することが可能となる（図4）。

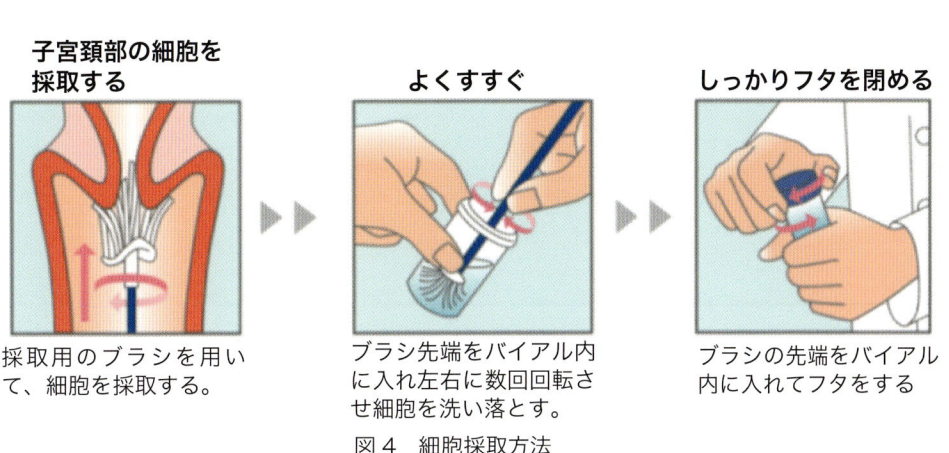

図4　細胞採取方法

2）検体の固定

婦人科領域の擦過細胞診検体の固定および保存には婦人科・口腔用バイアルを使用する。このバイアルに含まれる固定液はエタノールベースで、他に溶血成分および粘液処理剤が含まれておりバイアル内にて夾雑物である赤血球および粘液成分が処理される。検体採取直後にバイアルをよく撹拌することで、これらの夾雑物処理が進み、より見やすい標本が作製される。

バイアル内の粘液成分が処理されず塊状に残っている場合はダイルート液（図5）を適量追加し、ボルテックスミキサー等によりよく混和することで追加の処理を行う。また、強い出血が認められる場合には検体をバイアルではなく婦人科用ライシス液（図6）を入れた別容器に採取し、あらかじめ溶血操作を行った後、沈渣のみをバイアルへ入れることで出血の影響を低減させることが可能である。

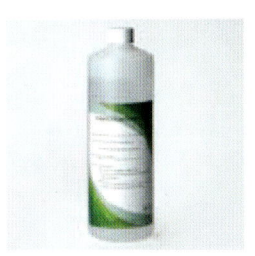
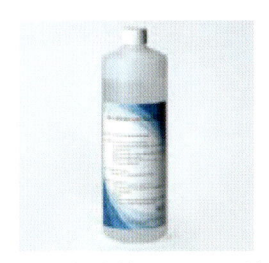

図5　ダイルート液　　図6　婦人科用ライシス液

3）装置の操作

　Cellprep® システムではメンブレンフィルターの供給、バイアルキャップの開閉、吸引圧力の調整、風圧による細胞転写などを全て自動で行なうことにより、簡便かつ迅速な標本作製が可能となっている（図7）。

Cellprep® PLUS の操作方法

　Cellprep® PLUS による婦人科細胞診標本作製では、特殊な場合を除き特に前処理を必要とせず、1検体あたり約30秒で塗抹処理が完了する。

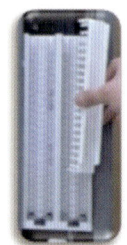
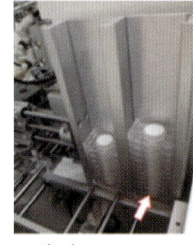
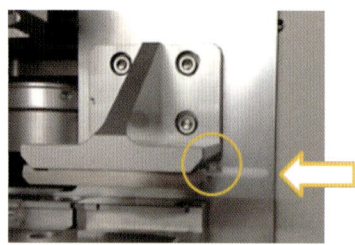
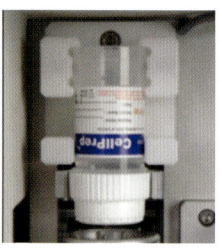

①フィルターマガジンにフィルターをセットし、フィルター供給部に装填する。

②スライドガラスおよびバイアルをセットする。

③細胞量・検体種別（GYNE）を確認したら、STARTボタンを押す。

④塗抹が完了したら、95％エタノールに30分間以上浸漬し追固定を行った後、パパニコロウ染色を実施する。

POINT!
オプションのバーコードシステムを搭載すれば、スライドとバイアルのマッチング機能により検体の取り違いを防止

Cellprep® AUTO の操作方法

　Cellprep® AUTO では、バーコード識別により完全自動化で標本作製が行われる。最大40検体を1検体あたり約60秒で標本作製できる。

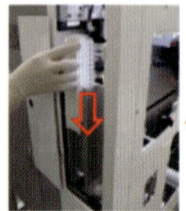
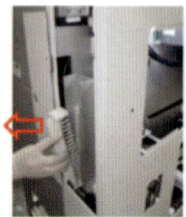
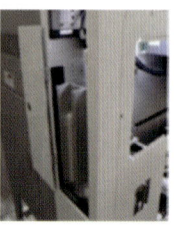
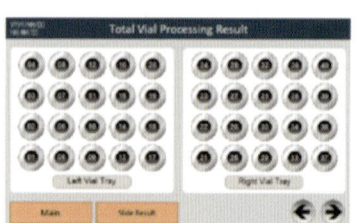
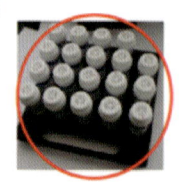

①フィルターマガジンにフィルターをセットし、フィルター供給部に装填する。

②バイアルをバイアルラックにセットする。

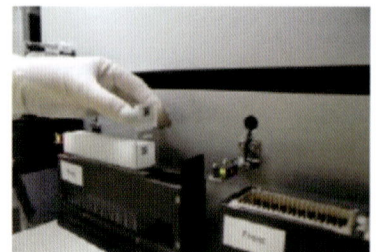
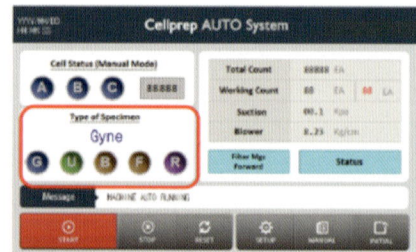

③スライドラック1にスライドをセットし、スライドラック2に95％エタノールを充填する。

④タッチパネルにてスタート操作を行う。

⑤スライドラック2の塗抹済みのスライドは95％エタノールに30分間以上浸漬し追固定を行った後、パパニコロウ染色を実施する。

図7　Cellprep® の操作方法

4）検体の保存・保管

　婦人科・口腔用バイアルに採取された検体の細胞診標本として製造元が保証する保存可能期間は、常温で2か月、冷蔵で3か月である。実際にパパニコロウ染色後6か月（図8）ならびに採取後6か月経過し作成した標本（図9）における細胞像を以下に示すが、免疫染色も可能であることが確認されている。なお、バイアルを保管する際には、倒置せず高温多湿および直射日光を避けて保存・保管するよう留意する。

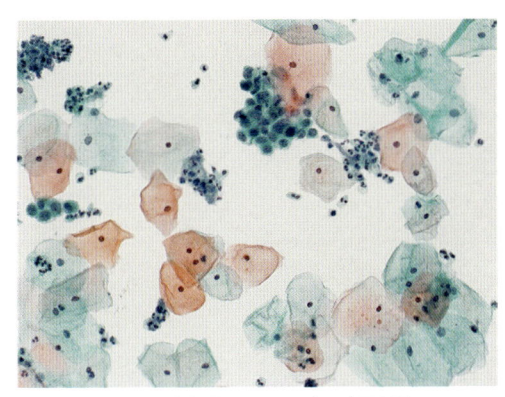 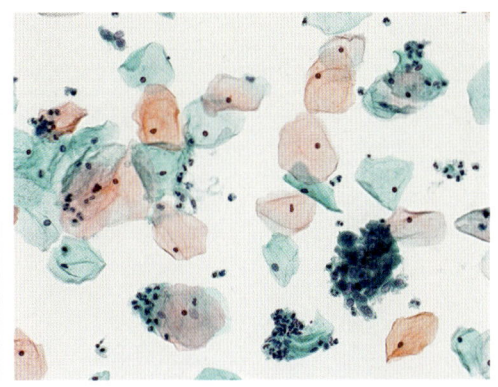

図8　染色後6ヶ月（子宮頸部）　　　　　図9　採取後6ヶ月（子宮頸部）
　　　　　　　　　　　　　　　　　　　＊免疫染色も可能（6ヵ月まで実施経験あり）

5）パパニコロウ染色

　バイアルに含まれるエタノールベースの固定成分はパパニコロウ染色において従来法標本と同等の染色性が得られるよう調整されており、核・細胞質ともに観察がしやすい細胞像を得ることができる。実運用上においても最小限の調整により同一の染色プロトコールにて従来法標本と共存させることが可能であり、LBCの各種細胞診検体への段階的導入にも対応することが可能である。

第2章
Cellprep® システムの基本性能

1. Cellprep® システムで得られる標本の特徴

Cellprep® システムでは直径 20mm の円状に細胞が薄層かつ均一に塗抹される。これにより直接塗抹標本で認められる細胞の偏りや重積、乾燥のない観察しやすい標本が得られ、標本内のほとんどの細胞を評価対象とすることができる。また、ひとつひとつの細胞の形態・サイズ・染色性は直接塗抹標本に近い像が得られることから、違和感のない鏡検が可能である（図1）。

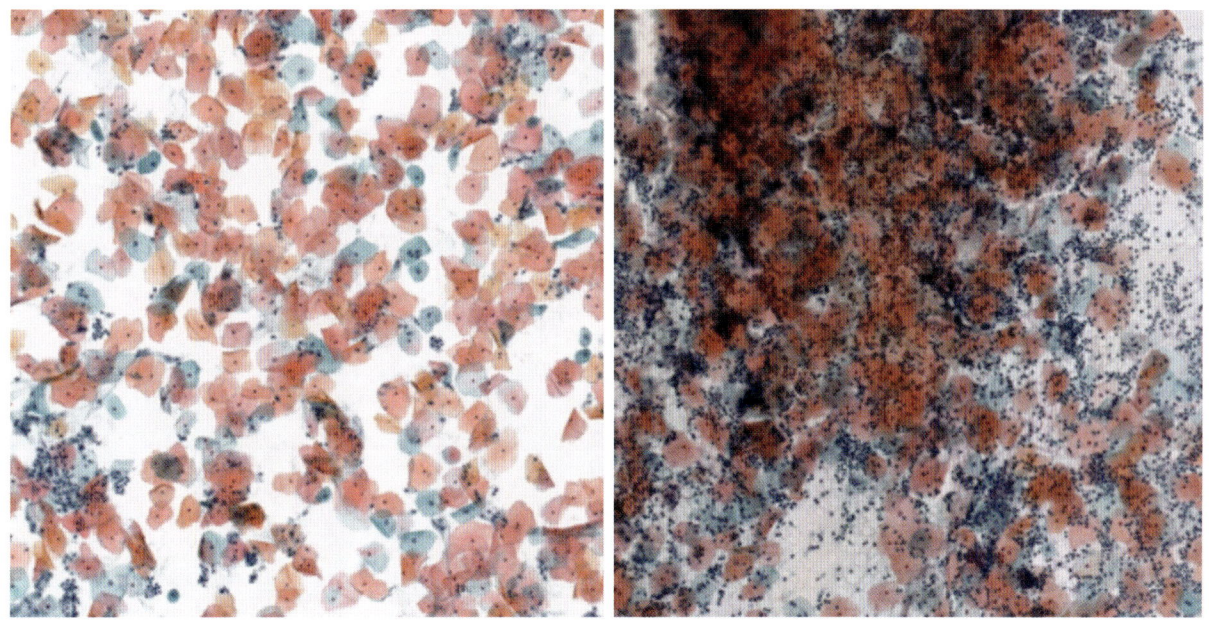

図1　Cellprep®（左）と従来法（右）の細胞像

2. Cellprep® システムの性能評価

LBCに期待される基本性能は不適正標本の減少と診断精度の維持である。2014年4月1日から6月30日の3ヵ月間にLBC（Cellprep® PLUS）にて施行された子宮頸部細胞診1,681件および前年同期間に従来法（直接塗抹法）にて施行された1,507件の比較を行った検討（表1）では、不適性検体の出現率が従来法で36件（2.39%）、LBC法で11件（0.65%）と不適正標本の有意な減少が認められた。また、ASC-US以上と判定された従来法152例およびLBC法189件のうちASC-US、ASC-H、LSILそれぞれが占める割合は従来法で23件（1.53%）、12件（0.80%）、52件（3.45%）、LBC法で24件（1.43%）、10件（0.59%）、45件（2.68%）と判定割合に有意差はなく、従来法と同様の判定基準をもって判定が行えることが示唆された。

表1　従来法およびLBC法（Cellprep®PLUS）標本のベセスダシステム判定結果

ベセスダ	従来法 1,507件 (2013年4月1日〜6月30日)	LBC法 1,681件 (2014年4月1日〜6月30日)	p値*	有意差
検体不適	2.39%　（36件）	0.65%　（11件）	0.00005	あり
ASC-US以上	10.10%　（152件）	11.24%　（189件）	0.30191	なし
（ASC-US）	1.53%　（23件）	1.43%　（24件）	0.88338	なし
（LSIL）	3.45%　（52件）	2.68%　（45件）	0.21619	なし
（ASC-H）	0.80%　（12件）	0.59%　（10件）	0.52662	なし

* 有意差あり：$p<0.01$

3. 細胞診検体としての保存安定性

　婦人科・口腔用バイアルの固定液は20mLの容量があり、必要に応じて標本の再作製が可能である。バイアルに採取された検体の細胞診標本としての保存可能期間は常温で2ヵ月、冷蔵で3ヵ月である。この際、倒置せず高温多湿および直射日光を避けて保存・保管するよう留意する。

4. 免疫細胞化学染色（ICC）標本への適応

　ロシュ・ダイアグノスティックス㈱の全自動免疫染色システム「ベンチマーク®」シリーズを用いた培養細胞の免疫染色検討では、検討に用いた12種の一次抗体において検体採取から3か月まで良好な染色性が確認されている（非婦人科領域含む）。現在、他の一次抗体についても追加検討中である。

5. ハイリスクHPV遺伝子検査の適用と保存安定性

　婦人科・口腔用バイアルはハイリスクHPV遺伝子検査「コバス®HPVテスト」への適用が確認されている。2～8度保存時、室温保存時ともに検体採取後3ヵ月は保存安定性が担保されている（表2）。

表2　HPV検査への適応

検討内容	方法	結果	判定
①検出感度（LOD）試験（vs PreservCyt）	感染細胞（SiHa/HeLa）を用いてそれぞれ100cells/mL及び40cells/mLにおけるHit RateをPreserveCytと比較	SiHa（HPV16）及びHeLa（HPV18）を用いたCP/PCそれぞれのHitRateは、SiHa（98/98）及びHeLa（100/100）となり、PreserveCytと同等（規格内）	◎
②相関性試験（vs PreservCyt）	婦人科を受診した148名を対象にブラシにて2本採取しCP及びPCに懸濁後HPVを測定	1例の不適正検体を除く147例の一致率は143/147=97.3%（2例：CP+/PC-、2例：CP-/PC+）と規格内（95%以上）	◎
③コンタミ試験	CPでHPV陽性パネルと陰性パネル各25検体をそれぞれ交互にCPにて処理後HPV測定	Cellprep® PLUS/AUTO共にHPV陰性検体のコンタミによる陽性化は無し。ボトル間のコンタミは見られない	◎
④保存安定性試験	CPでHPV陽性パネル（51本）と陰性パネル（15本）を1mLずつ8本（1M、2M、3M、4M）に分け、2-8℃及び30℃にて保存し、HPVを測定。	判定一致率は2-8℃及び30℃共にすべてのポイントで、陰性15/15=100%、陽性51/51=100%となり、規格内（95%以上）	◎

CP：Cellprep® 婦人科・口腔用バイアル
PC：婦人科用プレザーブサイト液（Hologic社）

第 3 章
Cellprep® の細胞像

1. NILM 症例1 正常

材料：膣・頸部 / サーヴィカルブラシ　年齢：40歳代　臨床経過：びらん

背景はきれいで、細胞の重なりは少ない。個々の細胞形態明瞭で、染色性も良好である（図1、2）。
従来法では背景に炎症性細胞を認める。細胞の重なりもみられ、個々の細胞質境界不明瞭な部分もある（図3、4）。

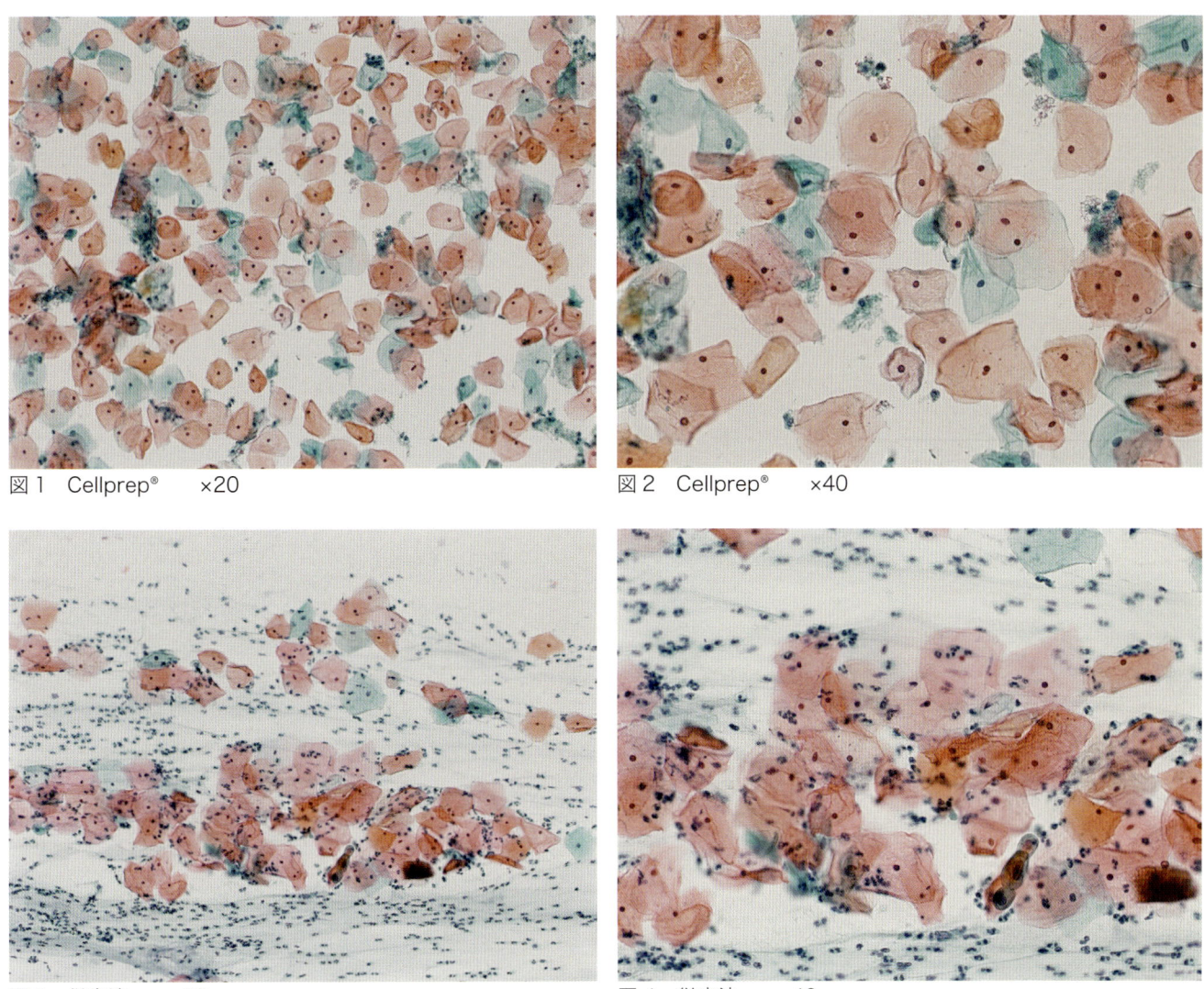

図1　Cellprep®　×20
図2　Cellprep®　×40
図3　従来法　×20
図4　従来法　×40

1. NILM 症例2 頸管腺

材料：膣・頸部 / サーヴィカルブラシ　年齢：40歳代　臨床経過：不正出血

保存液に粘液融解、溶血作用があるため背景はきれいである。集塊での固定ムラもほとんど認めず、染色性は良好である。核所見、配列などから良性頸管腺細胞と判定できる。

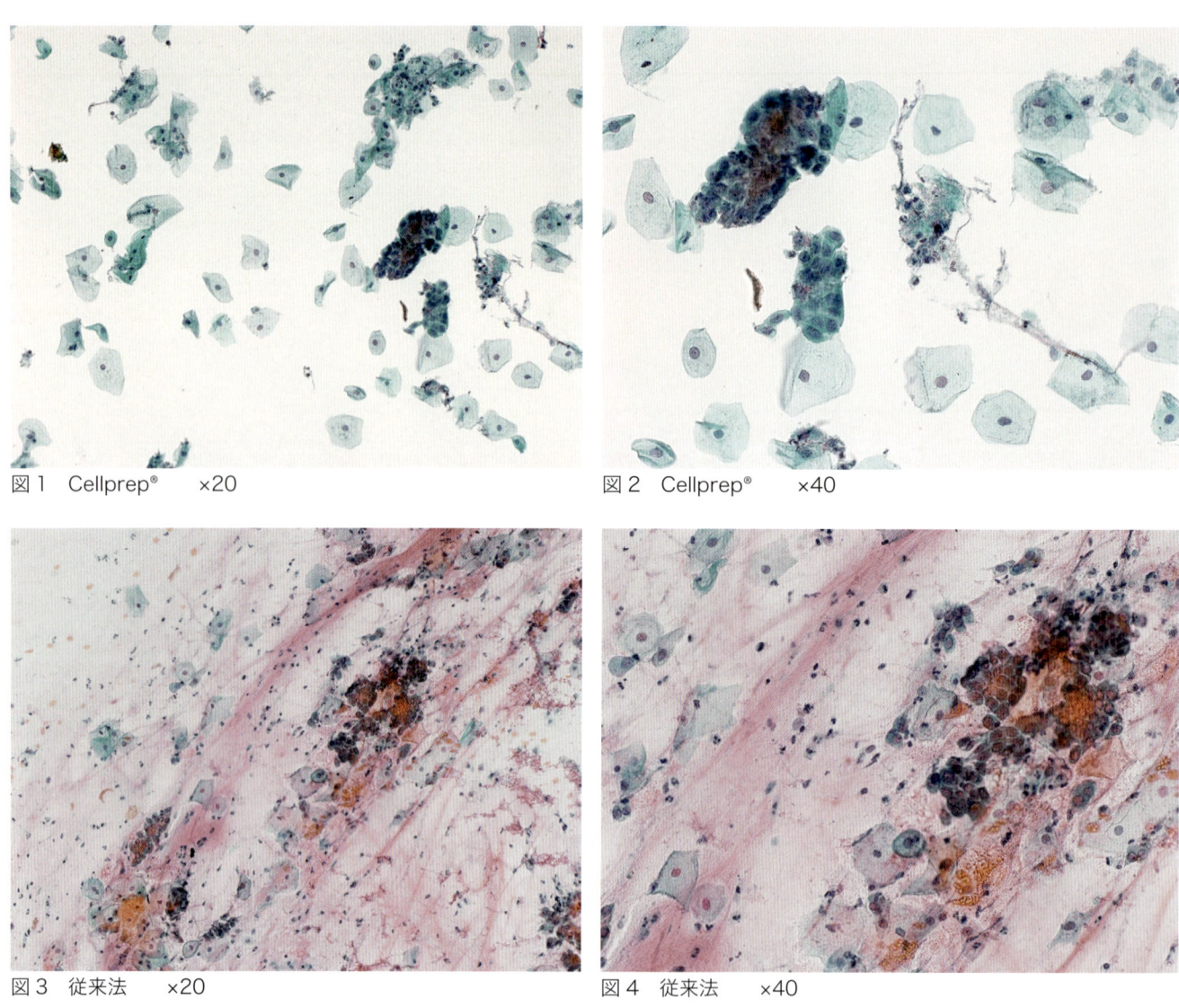

図1　Cellprep®　×20

図2　Cellprep®　×40

図3　従来法　×20

図4　従来法　×40

1. NILM　症例3　細菌

材料：膣・頸部 / サーヴィカルブラシ　年齢：30歳代　臨床経過：びらん

従来法に比べ背景の細菌数は減少するが、個々の扁平上皮細胞の細胞質上には無数の細菌を認める。

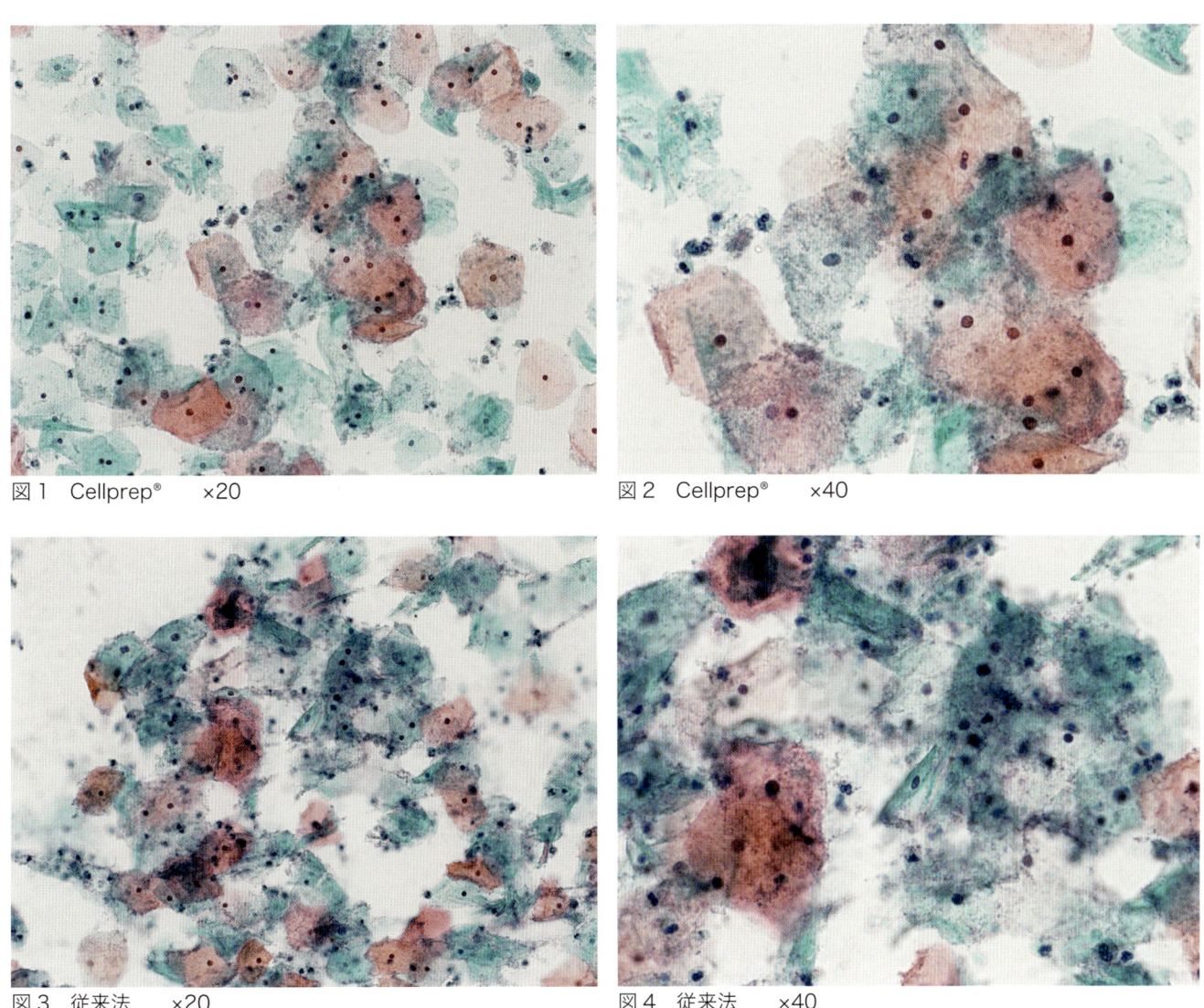

図1　Cellprep®　×20

図2　Cellprep®　×40

図3　従来法　×20

図4　従来法　×40

1. NILM　症例4　トリコモナス感染／カンジタ感染

材料：膣・頸部 / サーヴィカルブラシ　年齢：30歳代　臨床経過：膣炎

背景に炎症性細胞の集簇を認める。扁平上皮細胞は細胞境界が不明瞭、核周囲明庭、細胞質の多染性など従来法と同様な細胞所見である。トリコモナス原虫は西洋梨形、不整類円形を呈し、細胞質よりやや濃いライトグリーンに好染する偏在性核を持つ（図1、2）。カンジタの仮性菌子を認める（図3）。

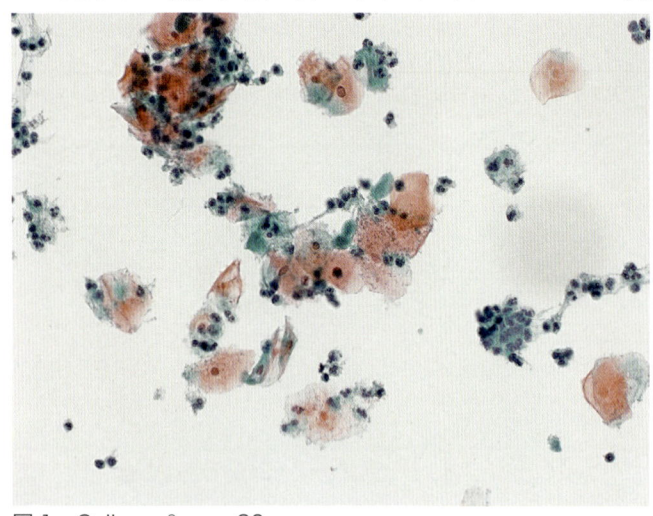

図1　Cellprep®　×20

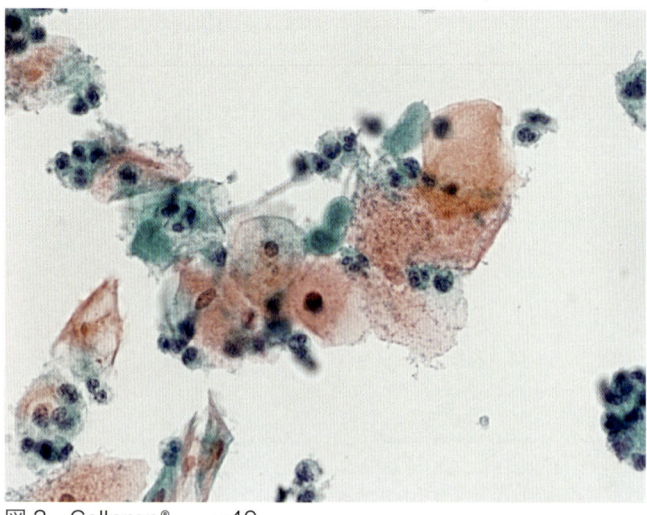

図2　Cellprep®　×40

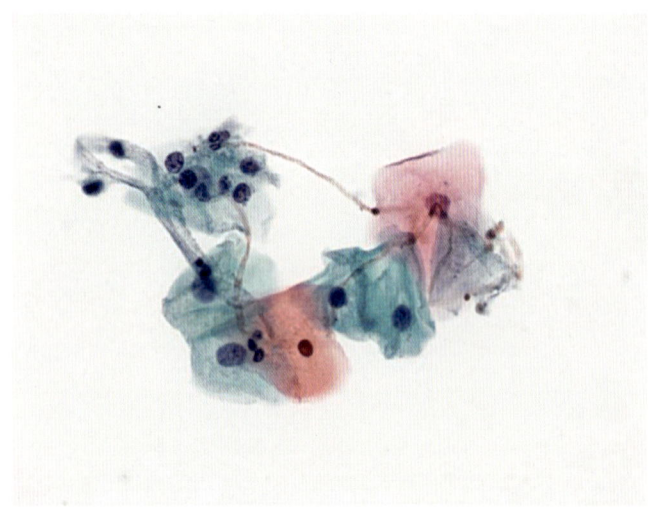

図3　Cellprep®　×40

1. NILM 症例5 炎症

材料：膣・膣部/サーヴィカルブラシ　年齢：50歳代　臨床経過：経過観察

Cellprep® では、炎症性細胞は集塊状に出現する。背景はきれいなため、個々の細胞所見は明瞭であるが、炎症の程度が分かりづらい症例もある。本症例では炎症性細胞の大型集塊が多数出現しているため、炎症所見著明と推定できる。

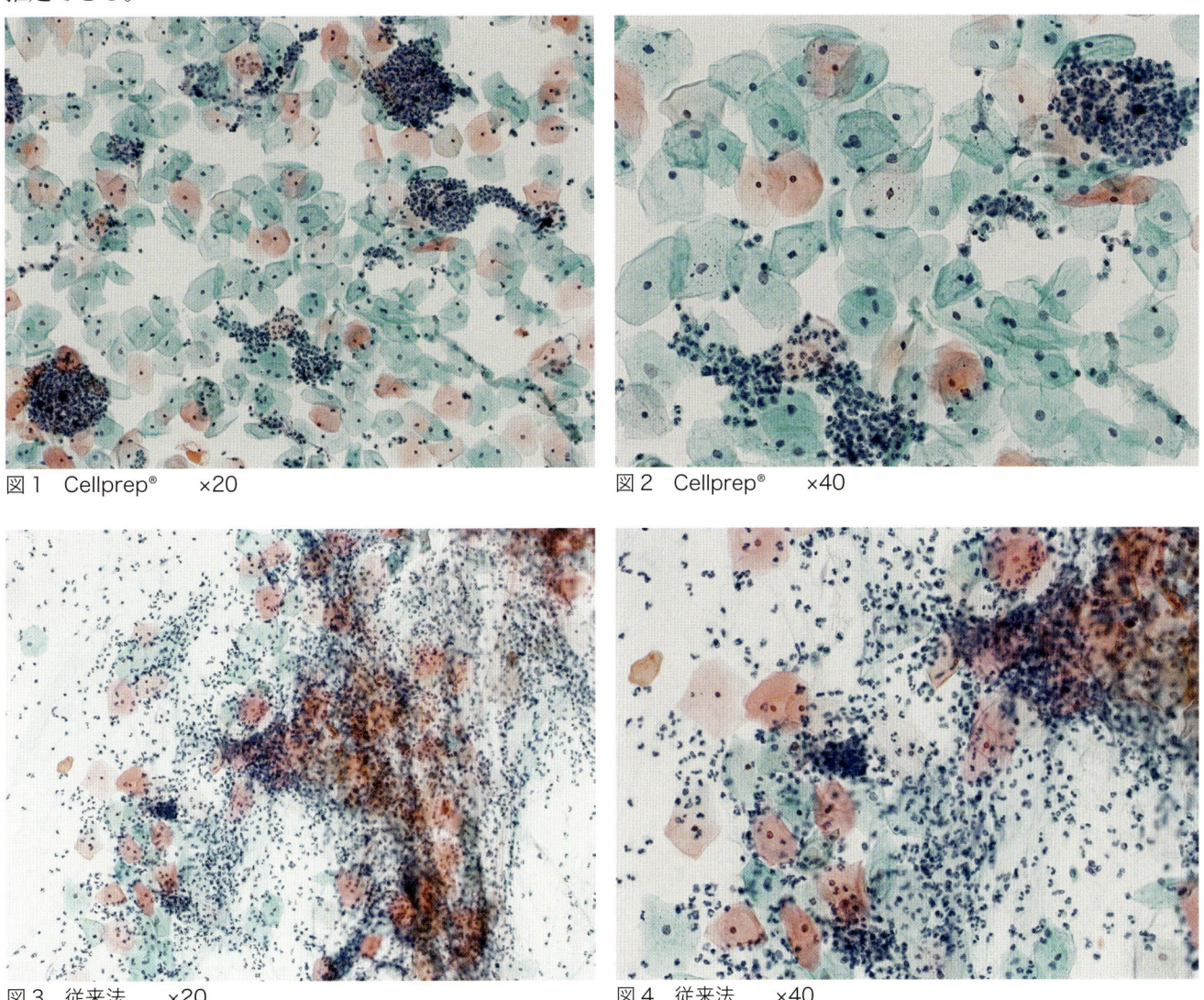

図1　Cellprep®　×20

図2　Cellprep®　×40

図3　従来法　×20

図4　従来法　×40

1. NILM 症例6 萎縮

材料：膣・頸部/サーヴィカルブラシ　年齢：50歳代　臨床経過：術後経過観察

背景に炎症性細胞を多数認めるが、従来法に比べきれいである。傍基底細胞主体の細胞像で細胞質のオレンジG好染性や核縁不整もみられる。クロマチンの増量はなく、萎縮性膣炎と判定できる。

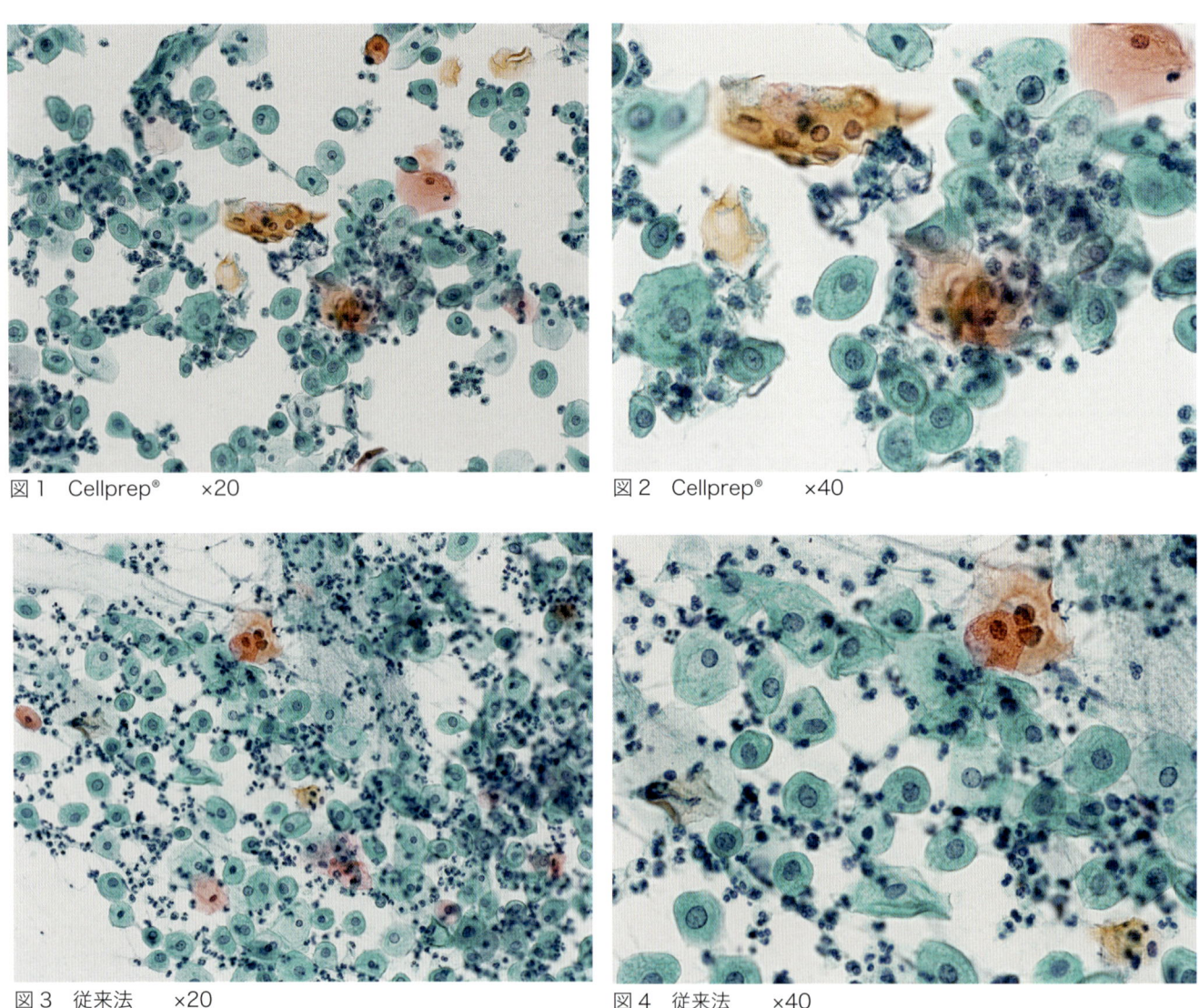

図1　Cellprep®　×20
図2　Cellprep®　×40
図3　従来法　×20
図4　従来法　×40

1. NILM 症例7 扁平上皮化生

材料：膣・頸部 / サーヴィカルブラシ　年齢：50歳代　臨床経過：円錐切除後経過観察

細胞は敷石状シート様配列を示し、やや肥厚した細胞は多稜形で細胞間橋様突起を有する。核はやや大小不同を示すが、円形でクロマチンは均一である。扁平上皮化生細胞と判定する。
従来法に比べ、背景はきれいで、核内所見明瞭である。

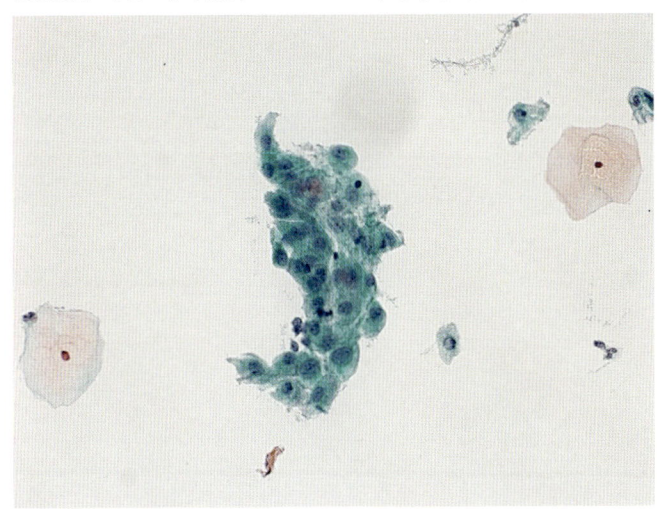

図1　Cellprep®　×20

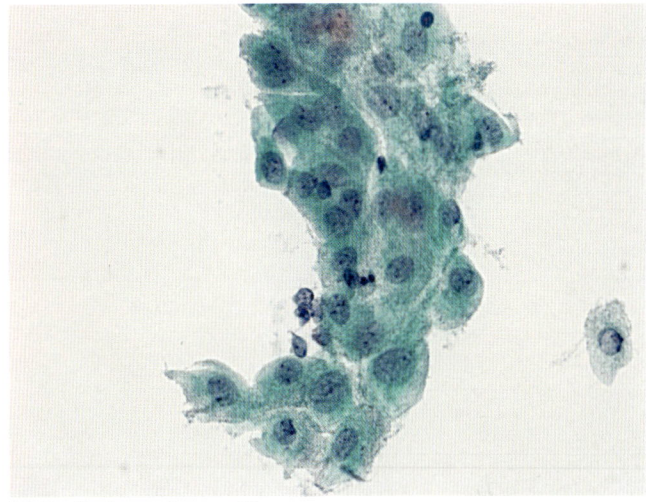

図2　Cellprep®　×40

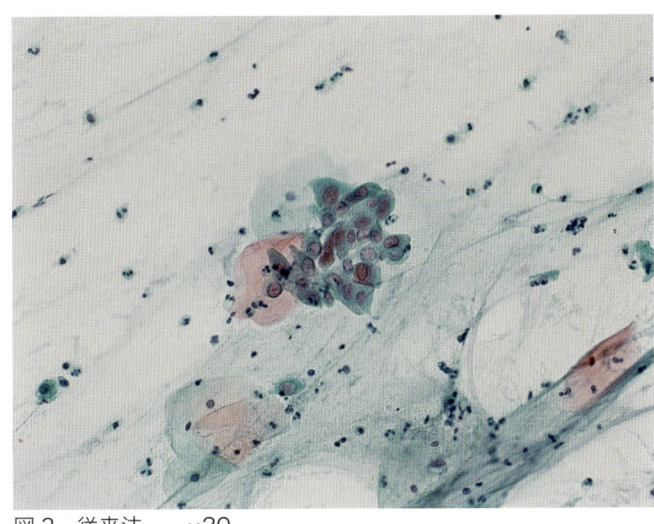

図3　従来法　×20

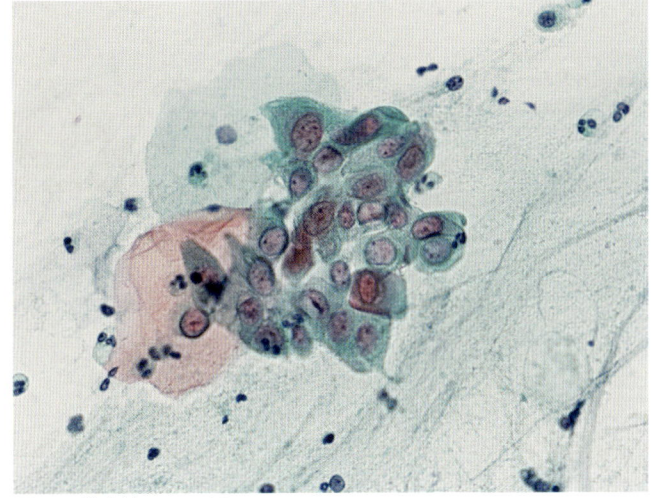

図4　従来法　×40

1. NILM 症例8 扁平上皮化生

材料：膣・頸部 / サーヴィカルブラシ　年齢：40歳代　臨床経過：検診にて精査指摘

細胞は敷石状シート様配列を示し、細胞質はやや肥厚して細胞間橋様突起が認められる。核は円形でクロマチンは均一である。扁平上皮化生細胞と判定する。
従来法に比べ、細胞質境界、細胞間橋様突起が不明瞭であるが、判定は可能である。

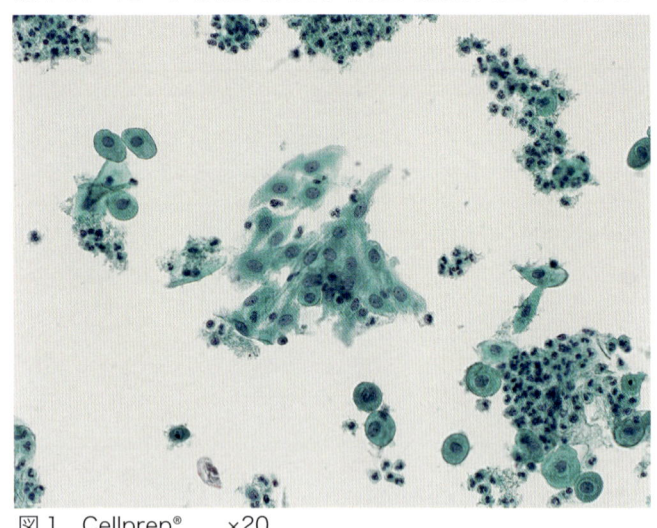

図1　Cellprep®　×20

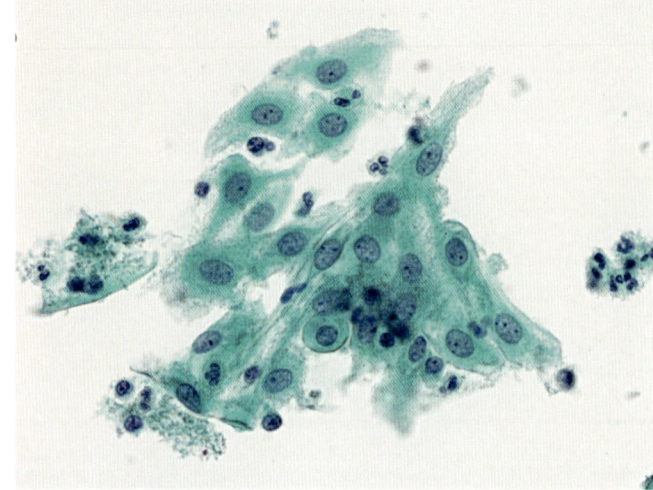

図2　Cellprep®　×40

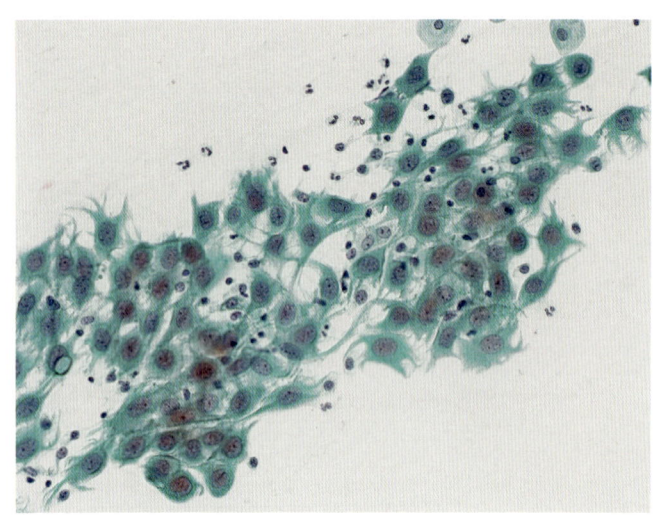

図3　従来法　×20

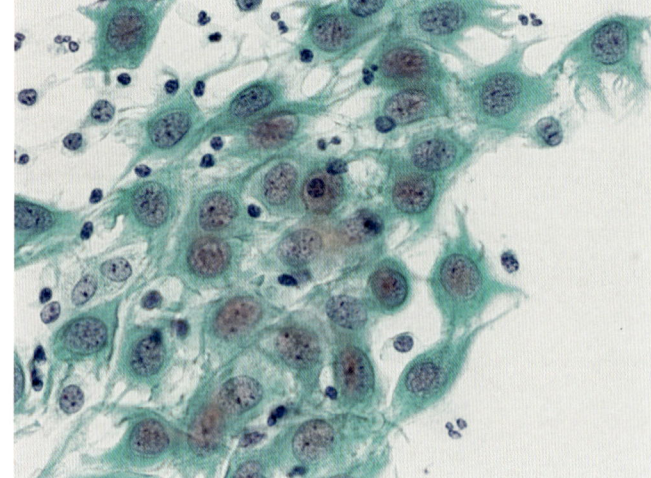

図4　従来法　×40

1. NILM 症例9 扁平上皮化生

材料：膣・頸部 / サーヴィカルブラシ　年齢：40歳代　臨床経過：ASC-US 経過観察

背景に炎症性細胞の小型集簇がみられる。頸管腺細胞との鑑別を要するが、やや肥厚した細胞質を有し、細胞質境界も明瞭なため、未熟型扁平上皮化生細胞と判定した（図1、2）。従来法ではやや乾燥気味の標本であるが、背景の粘液、炎症性細胞とともに核周囲明庭を示す細胞を認め扁平上皮化生と判定した（図3、4）。

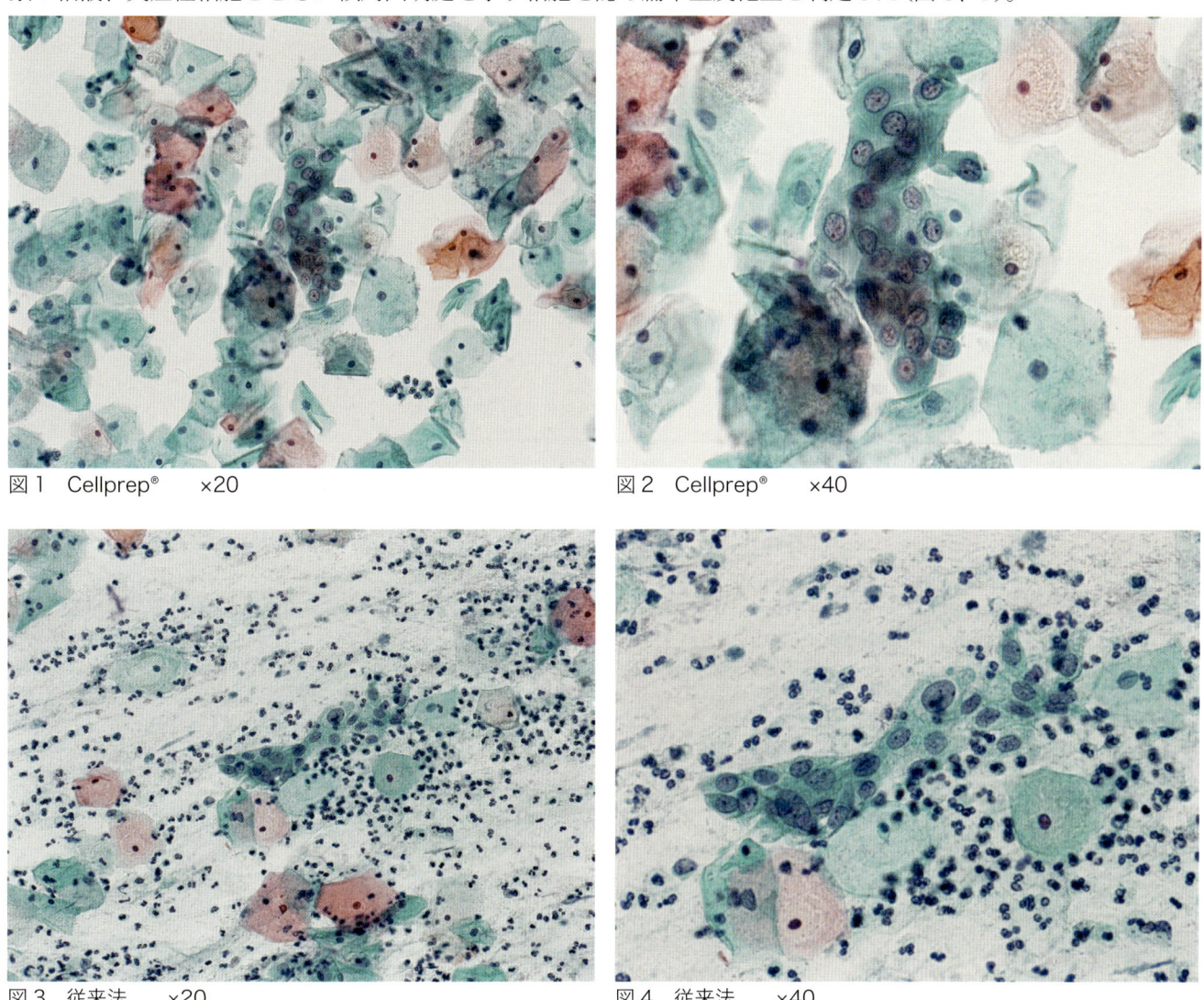

図1　Cellprep®　×20

図2　Cellprep®　×40

図3　従来法　×20

図4　従来法　×40

2. ASC-US　症例10

材料：膣・頸部 / サーヴィカルブラシ
年齢：30歳代　臨床経過：検診にて精査指摘

核周囲明庭を認めるが、明らかな核異型を認めないため ASC-US と判定とした。HPV 陽性であったがハイリスク型 HPV は陰性であった。

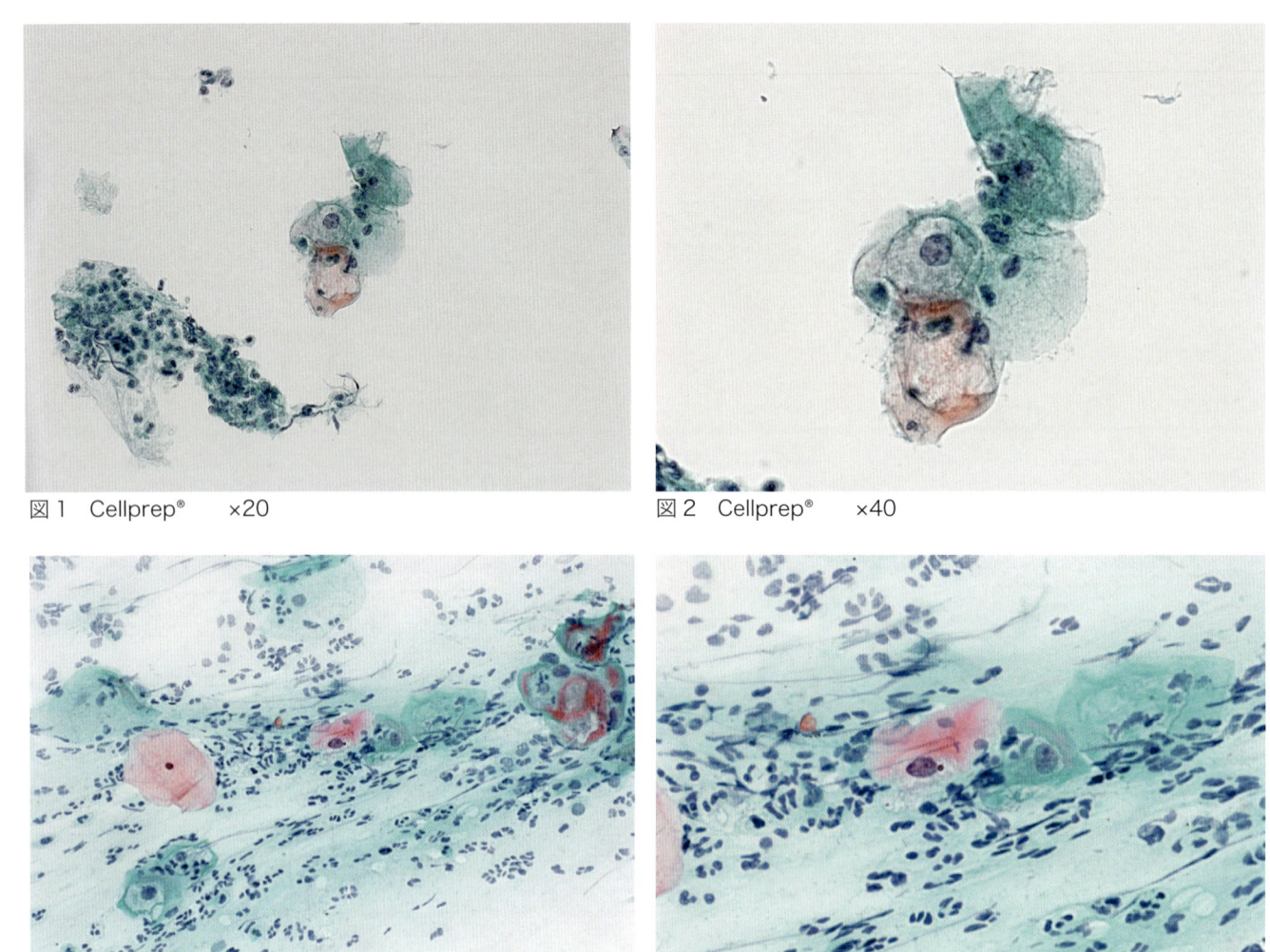

図1　Cellprep®　×20

図2　Cellprep®　×40

図3　従来法　×20

図4　従来法　×40

2. ASC-US 症例11

材料：膣・頸部 / サーヴィカルブラシ
年齢：40歳代　臨床経過：他院にて精査・治療指摘

扁平上皮化生細胞と核異型明瞭でない核周囲明庭が出現しており、ASC-USと判定した（図1、2）。
従来法では炎症性背景を示し、核周囲明庭を示す2核細胞を認めた（図3、4）。

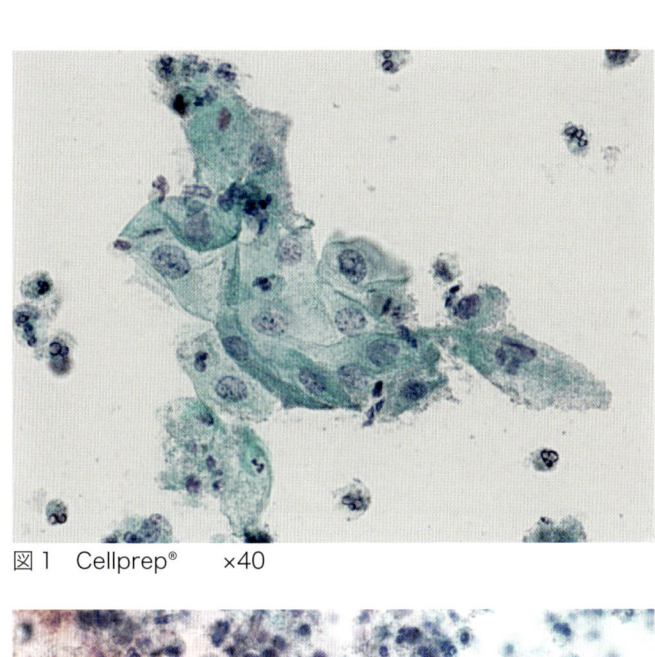

図1　Cellprep®　×40

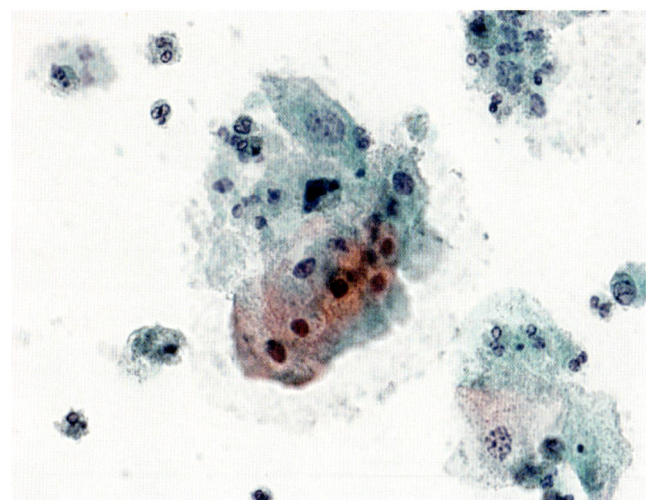

図2　Cellprep®　×40

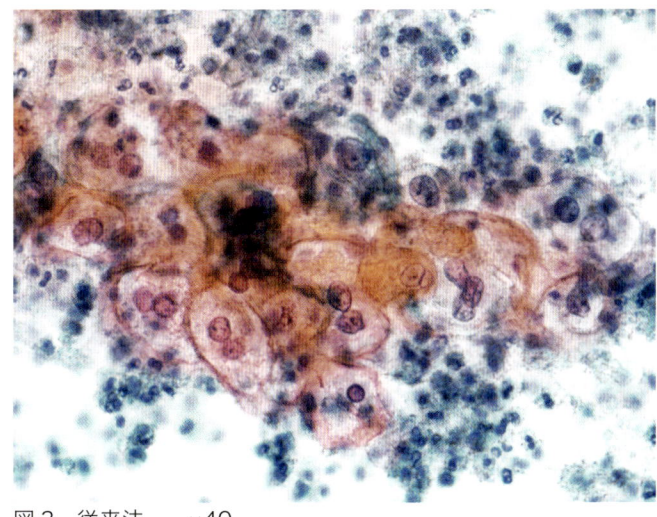

図3　従来法　×40

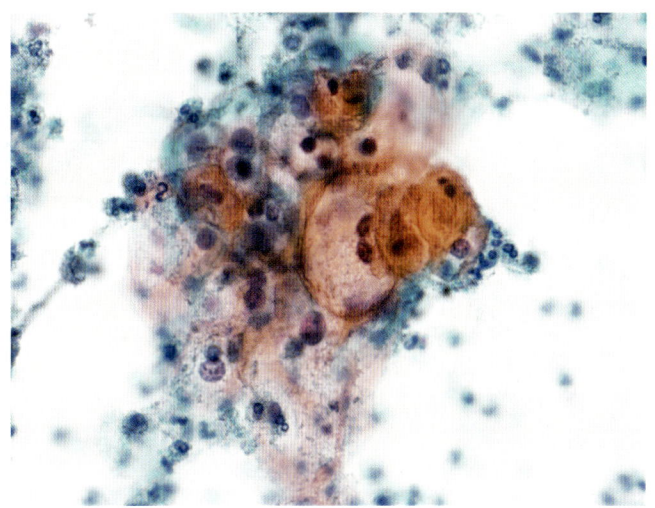

図4　従来法　×40

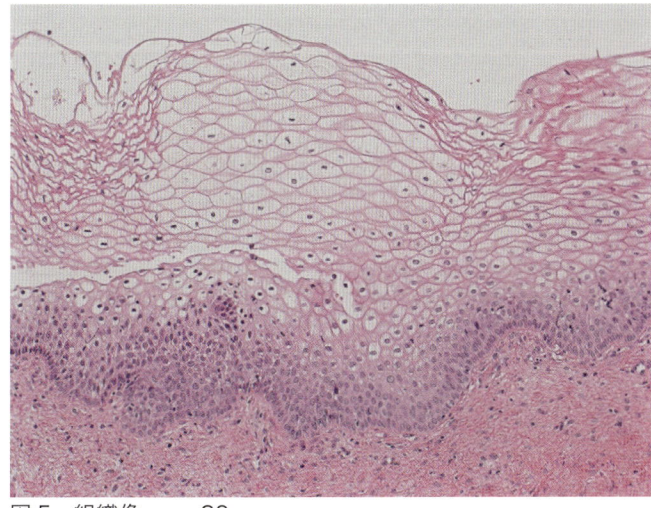

図5　組織像　×20

炎症細胞浸潤を伴い、成熟型の扁平上皮化生を認める。
CINtec® p16 Histology 陰性であった。

3. ASC-H 症例12

材料：膣・頸部/サーヴィカルブラシ　年齢：50歳代　臨床経過：経過観察中

頸管腺細胞、未熟型扁平上皮化生細胞などが鑑別にあがる。細胞の重なりや大小不同がありASC-Hとしたが、核は円形、クロマチン増量も認めない。図3、4は細胞質境界明瞭であり化生細胞と考える。

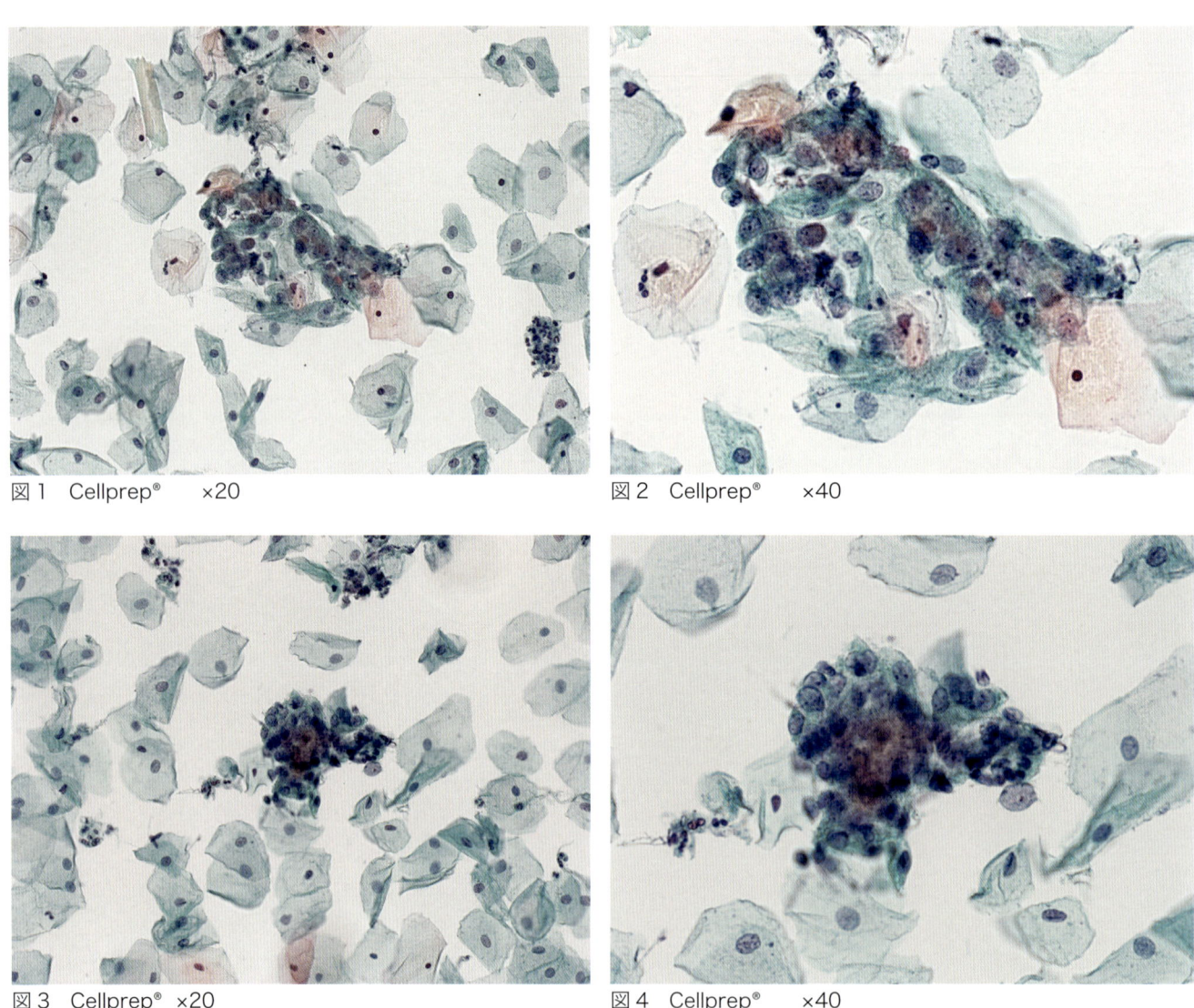

図1　Cellprep®　×20

図2　Cellprep®　×40

図3　Cellprep®　×20

図4　Cellprep®　×40

背景に炎症性細胞を認める。裸核細胞が散見されたため、従来法ではCIS疑いとしていたが、クロマチン増量もなく頸管腺細胞とすべきであった。

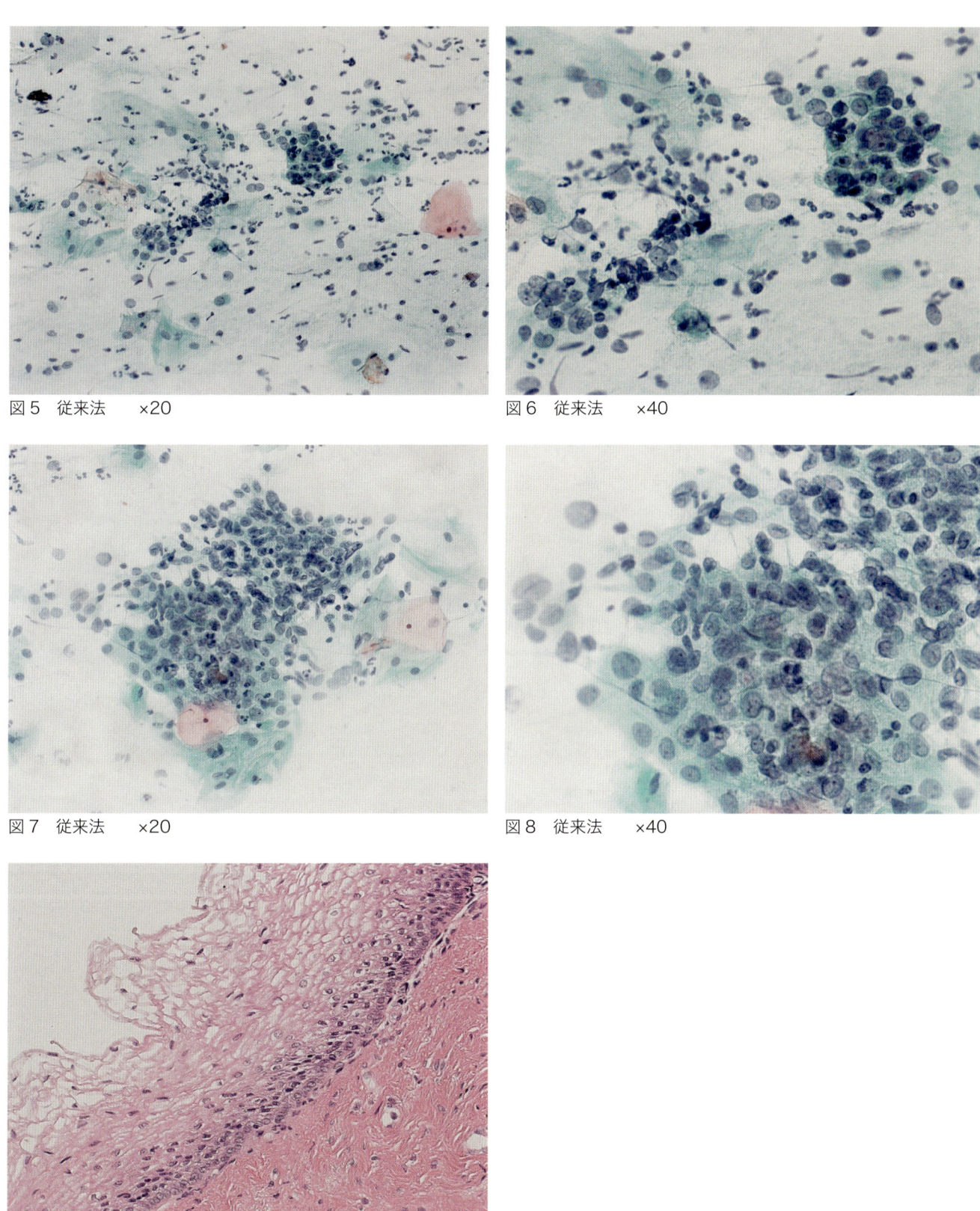

図5　従来法　×20

図6　従来法　×40

図7　従来法　×20

図8　従来法　×40

図9　組織像　×20

3. ASC-H 症例13

材料：膣・頸部 / サーヴィカルブラシ
年齢：30歳代　臨床経過：放射線治療後経過観察

背景に炎症性細胞を伴い、明瞭でないが細胞質内取り込み像がみられる。核増大、大小不同、核小体明瞭など放射線治療後変化と思われたが、核異型、クロマチン増量を示す細胞を少数認めたため ASC-H と判定した。

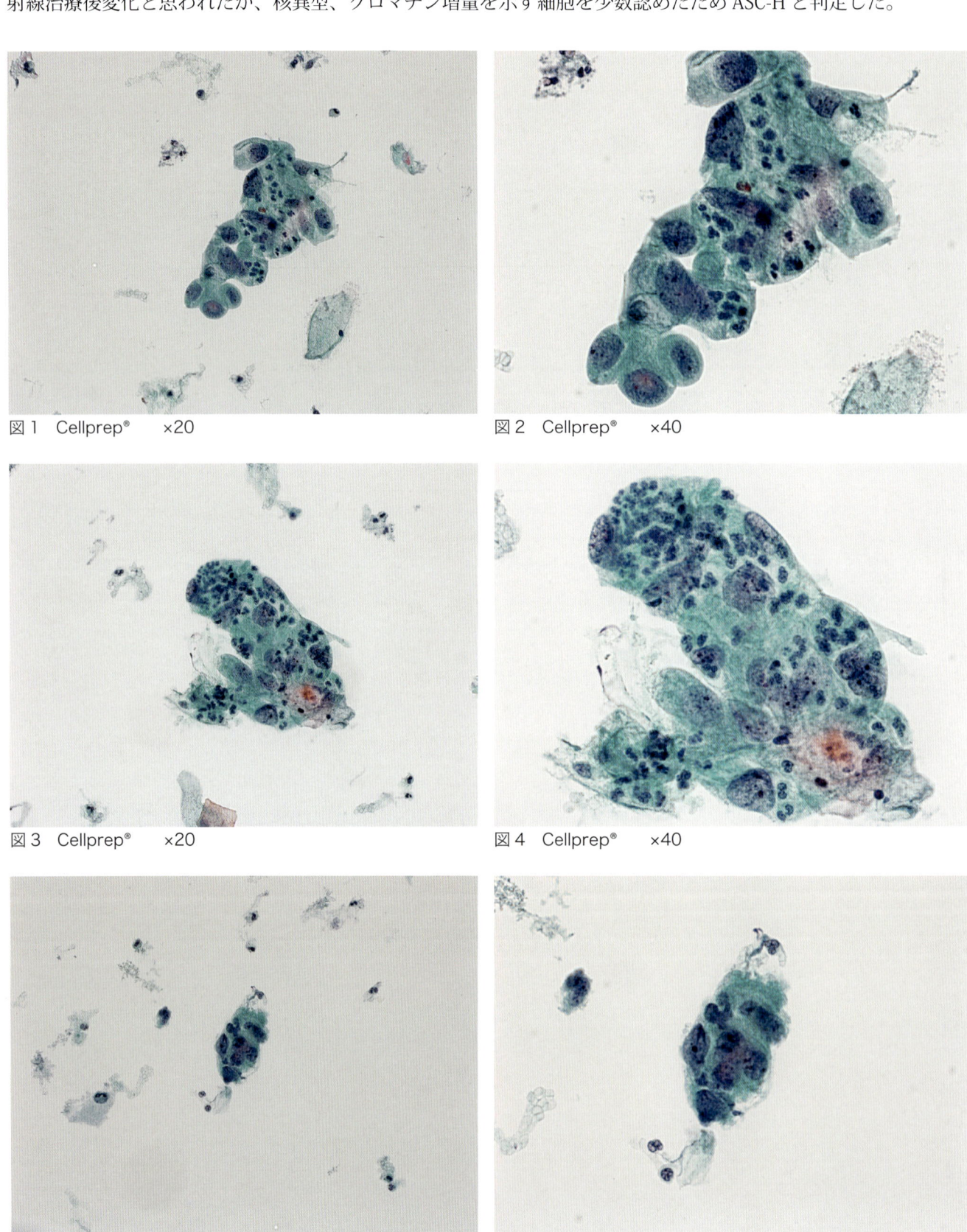

図1　Cellprep®　×20

図2　Cellprep®　×40

図3　Cellprep®　×20

図4　Cellprep®　×40

図5　Cellprep®　×20

図6　Cellprep®　×40

背景に炎症性細胞が多数出現している。細胞質内に炎症性細胞の取り込み像、細胞質の変性空胞などを認め放射線治療後変化と判定した。

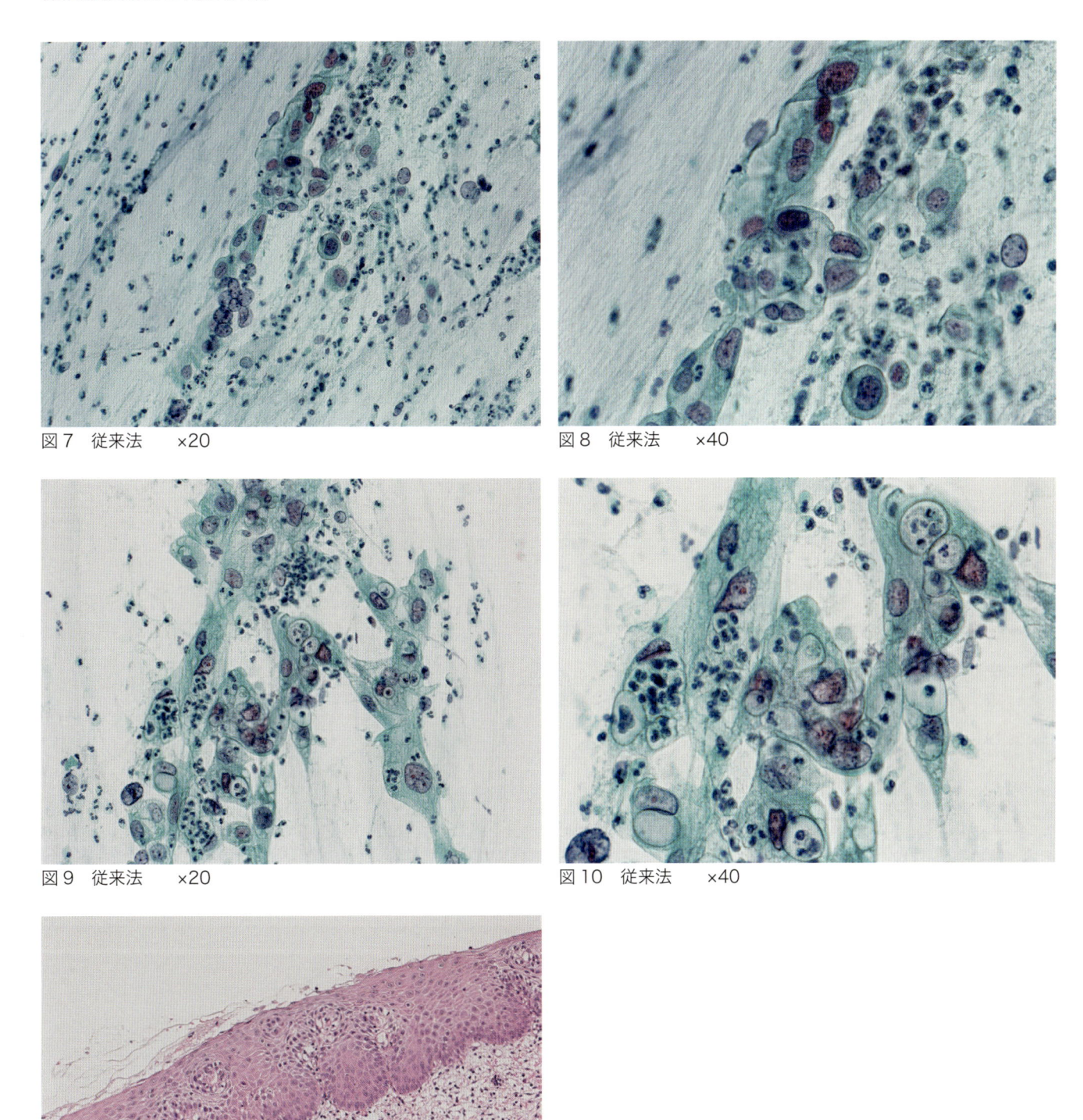

図7　従来法　×20

図8　従来法　×40

図9　従来法　×20

図10　従来法　×40

図11　組織像　×10
基底層間辺の細胞はやや増殖傾向を示し、CIN1と診断された。

4. LSIL　症例14　CIN1（軽度異形成）

材料：膣・頸部／サーヴィカルブラシ　年齢：30歳代　臨床経過：円錐切除後経過観察

核異型を示す表層細胞の集団である。核周囲明庭も認めLSIL（CIN1）と判定できる。ハイリスク型HPV陽性であった。

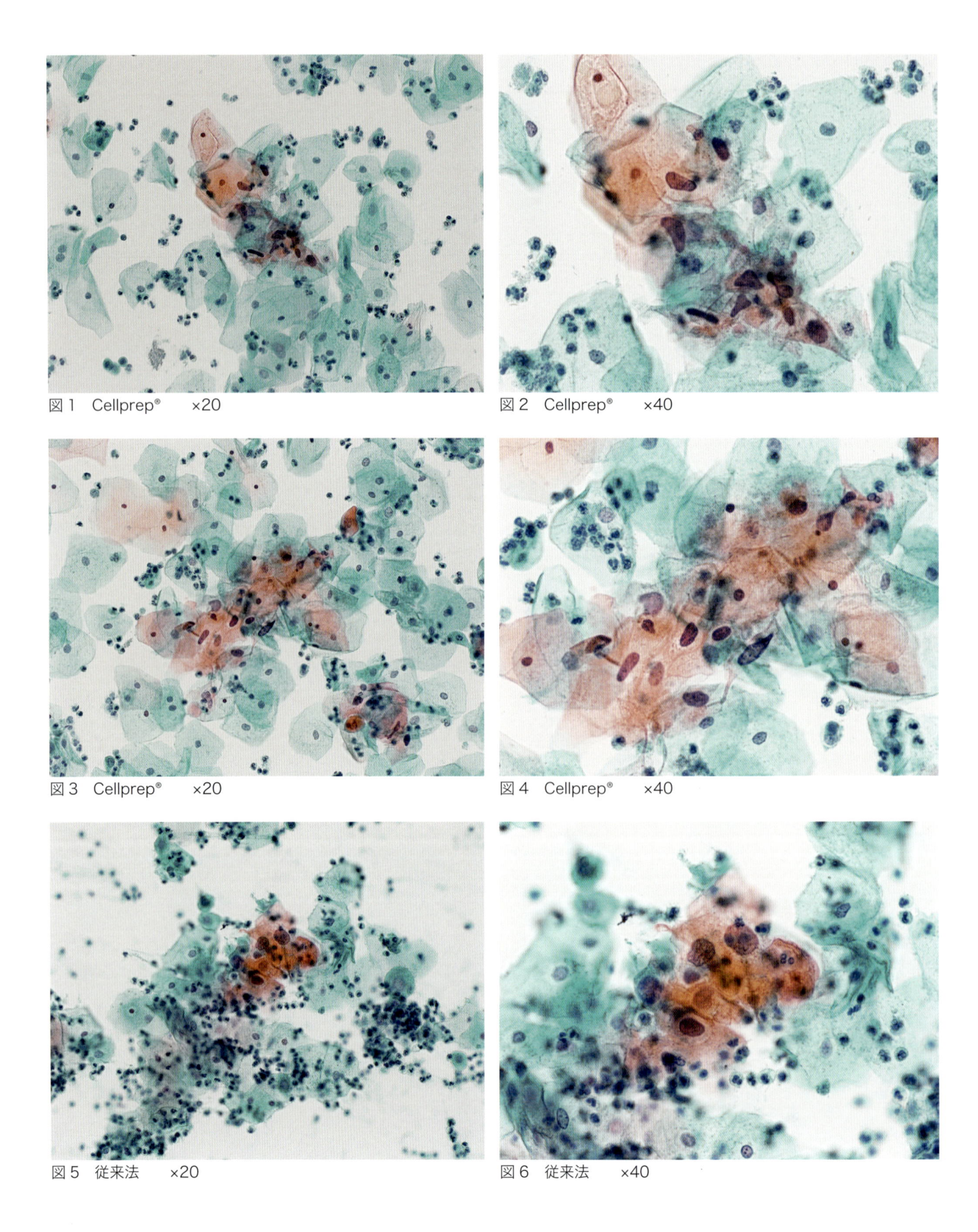

図1　Cellprep®　×20

図2　Cellprep®　×40

図3　Cellprep®　×20

図4　Cellprep®　×40

図5　従来法　×20

図6　従来法　×40

4. LSIL 症例15 CIN1（軽度異形成）

材料：膣・頸部 / サーヴィカルブラシ　年齢：50歳代　臨床経過：検診にて精査指摘

表層から中層細胞の集団である。核周囲明庭を認め、2核細胞も出現している。クロマチンの明らかな増量はないが、個々の細胞のクロマチンパターンが一様でない。LSIL（CIN1）と判定した（図1、2）。
従来法は乾燥のため核は赤く、細胞質も不明瞭である（図3、4）。

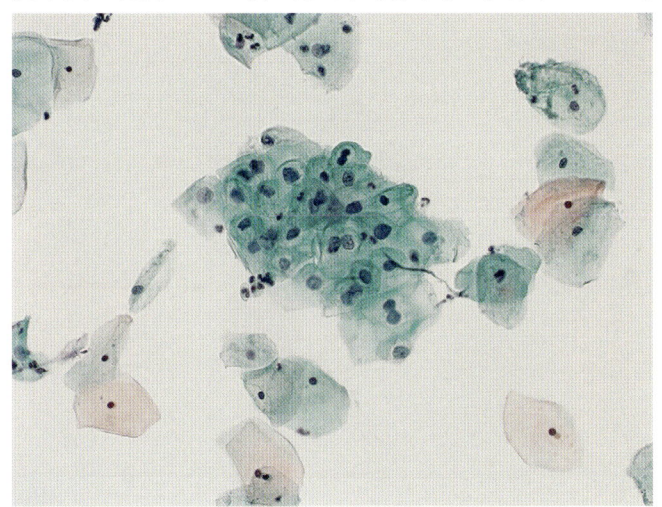

図1　Cellprep®　×20

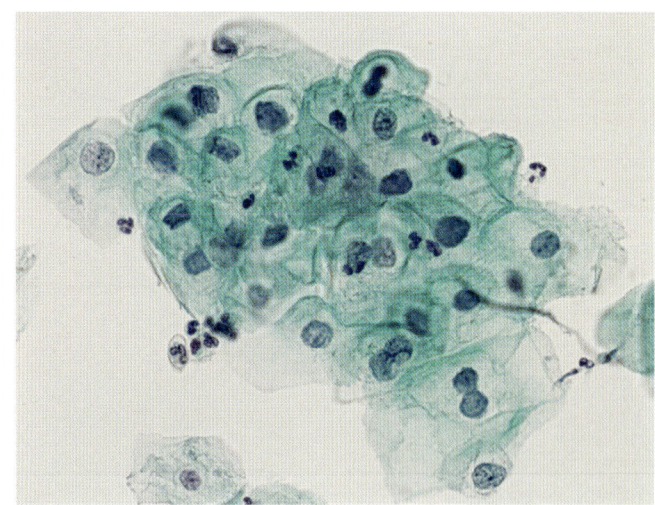

図2　Cellprep®　×40

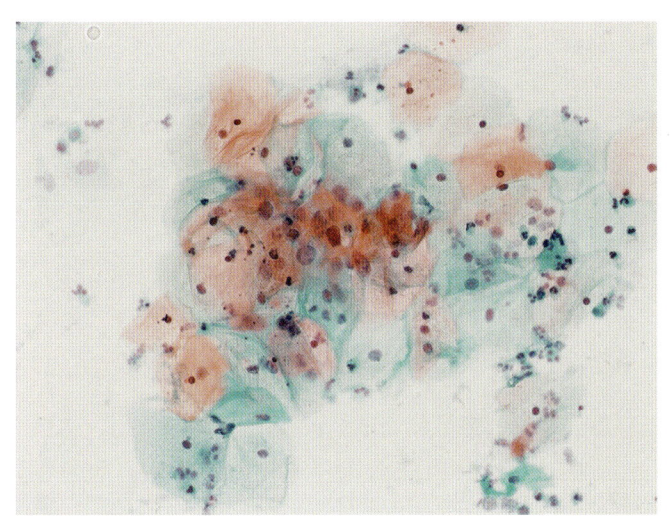

図3　従来法　×20

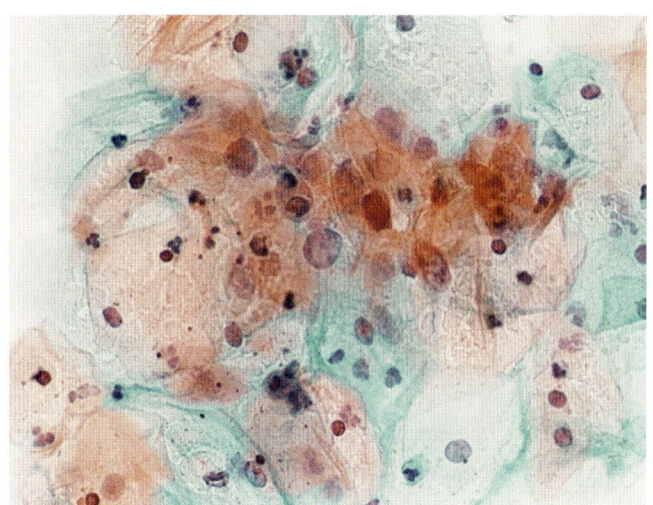

図4　従来法　×40

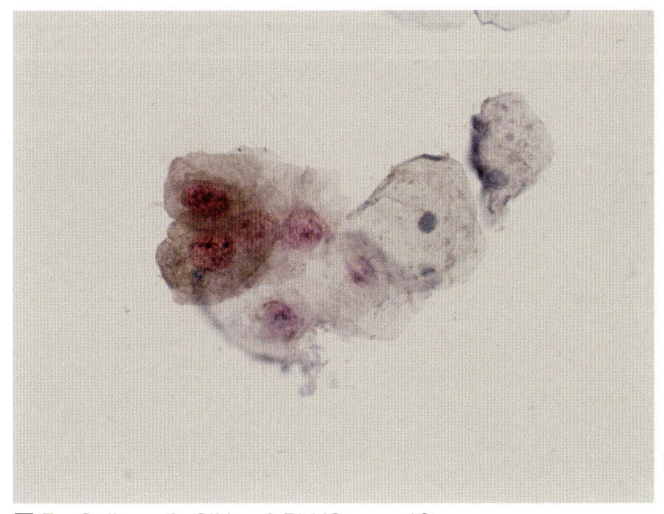

図5　Cellprep®+CINtec® PLUS　×40

同一細胞内にp16およびKi-67が陽性、正常細胞周期からの逸脱を示唆している。

5. HSIL 症例16 CIN2（中等度異形成）

材料：膣・頸部 / サーヴィカルブラシ　年齢：40歳代　臨床経過：他院にて精査指摘

核異型を示す中層型細胞を主体として全層性の細胞が出現している。核の大小不同やクロマチンの不均一な分布を示すが、明らかな増量はない。HSIL（CIN2）と判定した。

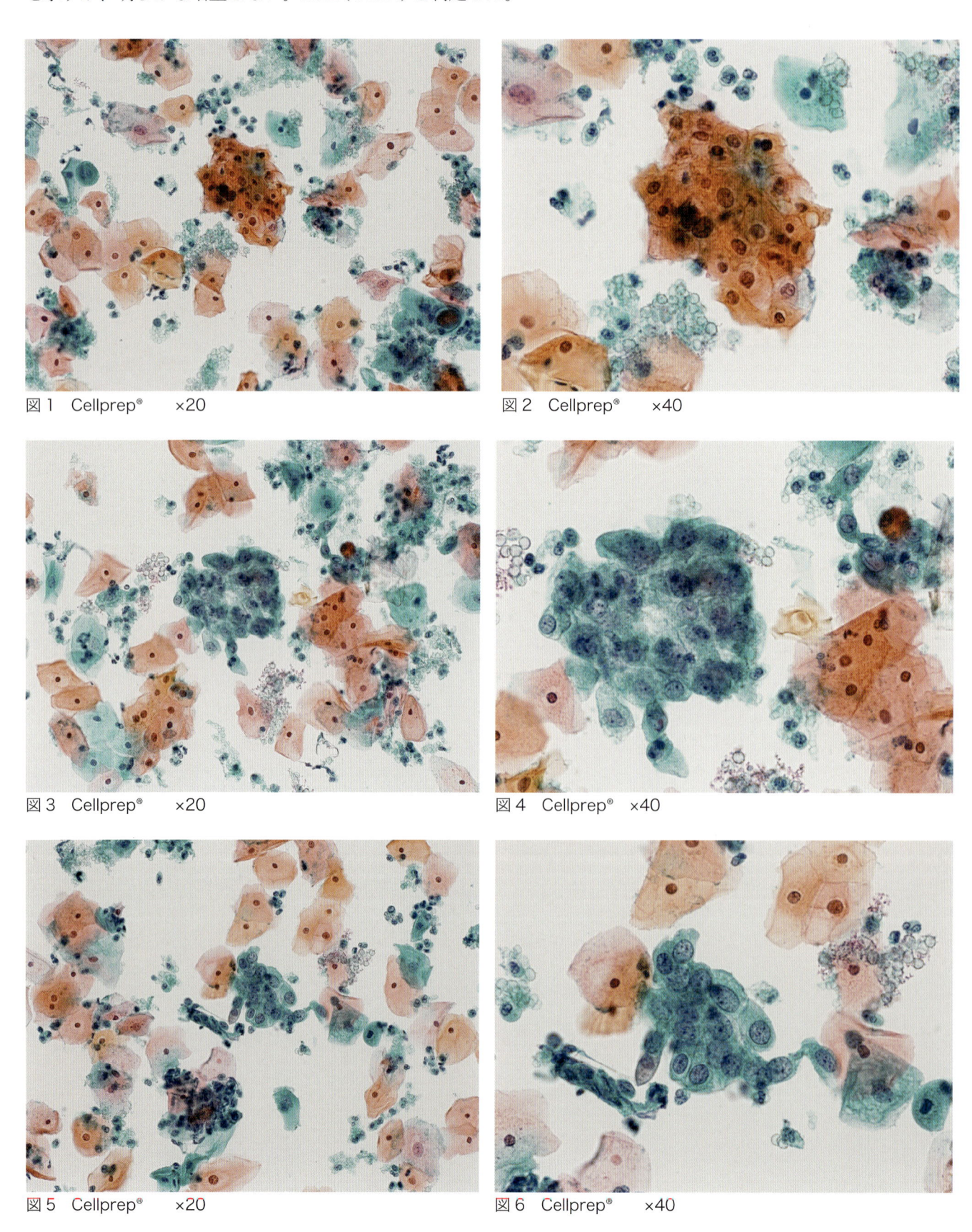

図1　Cellprep®　×20

図2　Cellprep®　×40

図3　Cellprep®　×20

図4　Cellprep®　×40

図5　Cellprep®　×20

図6　Cellprep®　×40

図7　従来法　×20

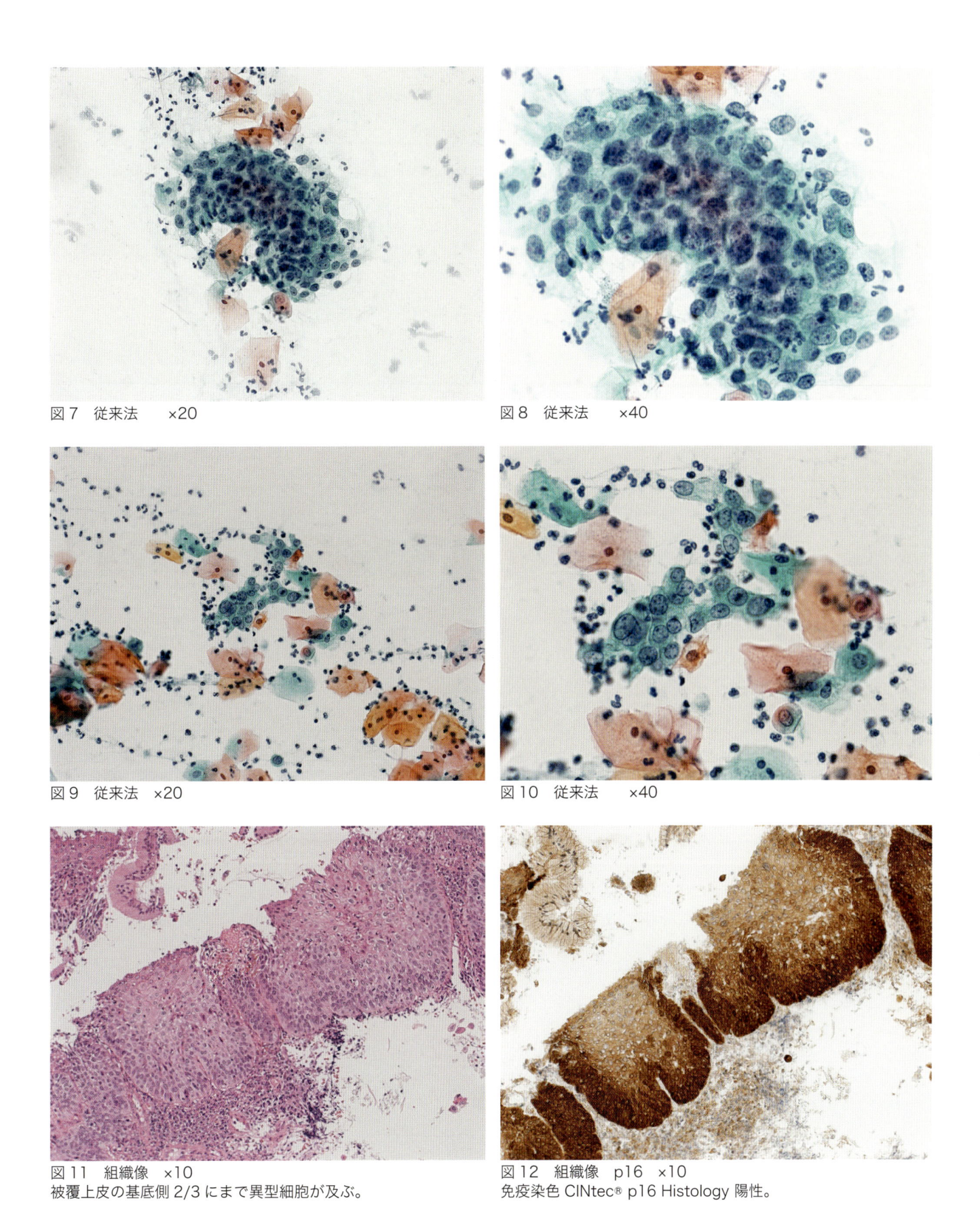

図8　従来法　×40

図9　従来法　×20

図10　従来法　×40

図11　組織像　×10
被覆上皮の基底側2/3にまで異型細胞が及ぶ。

図12　組織像　p16　×10
免疫染色 CINtec® p16 Histology 陽性。

5. HSIL 症例17 CIN2（中等度異形成）

材料：膣・頸部 / サーヴィカルブラシ　年齢：50歳代　臨床経過：他院にて精査指摘

核異型を示す中層型〜傍基底型細胞集団を認める。核の大小不同、クロマチンの増量を認めHSIL（CIN2）と判定した。ハイリスク型HPV陽性。

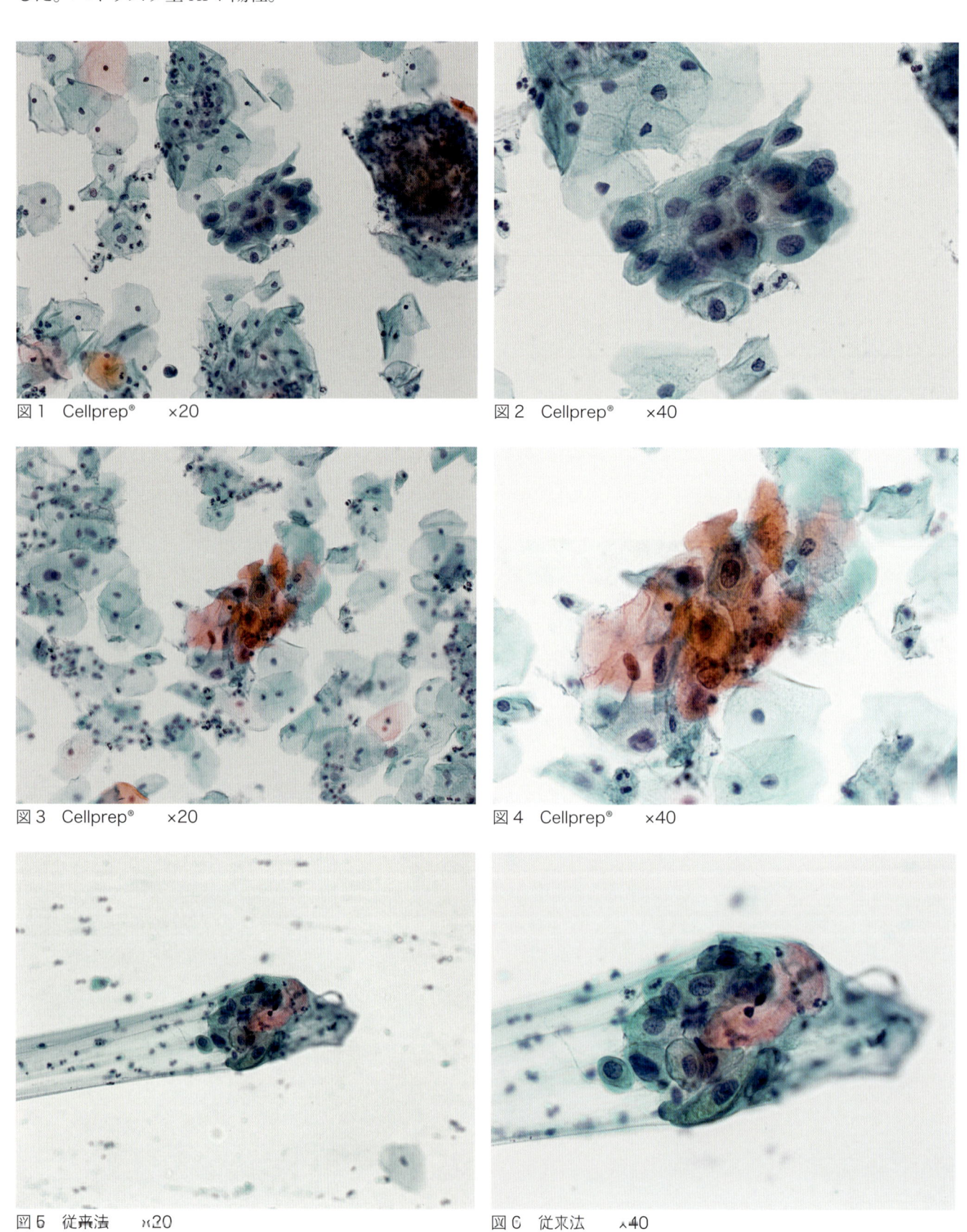

図1　Cellprep®　×20

図2　Cellprep®　×40

図3　Cellprep®　×20

図4　Cellprep®　×40

図5　従来法　×20

図6　従来法　×40

-40-

5. HSIL 症例18 CIN2（中等度異形成）

材料：膣・頸部 / サーヴィカルブラシ
年齢：50歳代　臨床経過：ＨＰＶ抗体陽性経過観察中

核増大を示す表層〜傍基底細胞の集団である。個々の細胞は様々なクロマチンパターンを示すが、核異形は著明ではない。HSIL（CIN2）と判定した。

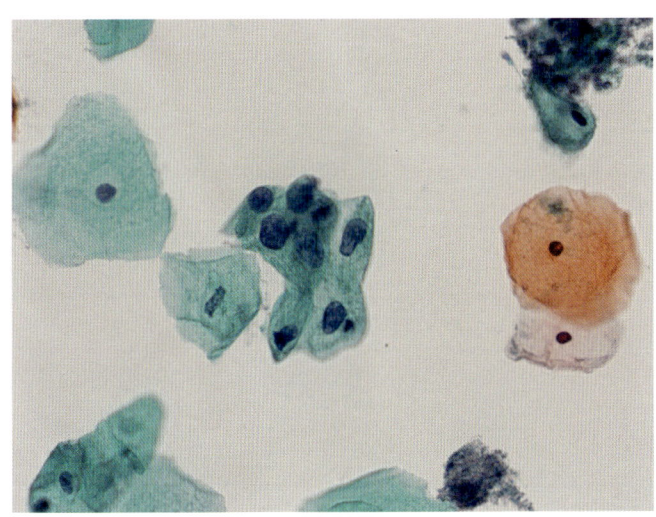

図1　Cellprep®　×40

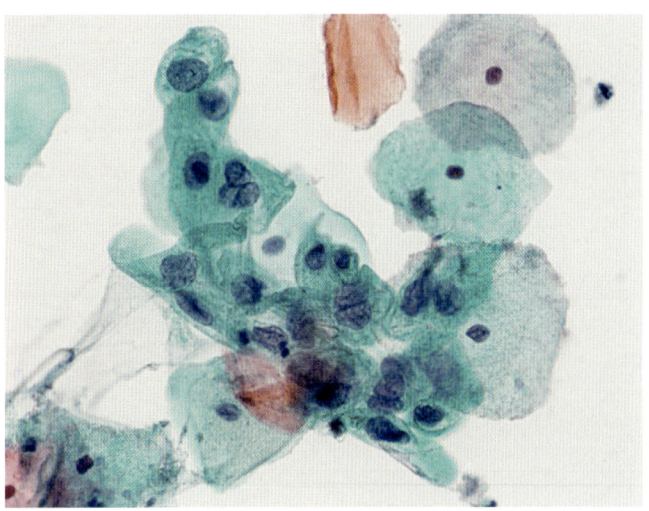

図2　Cellprep®　×40

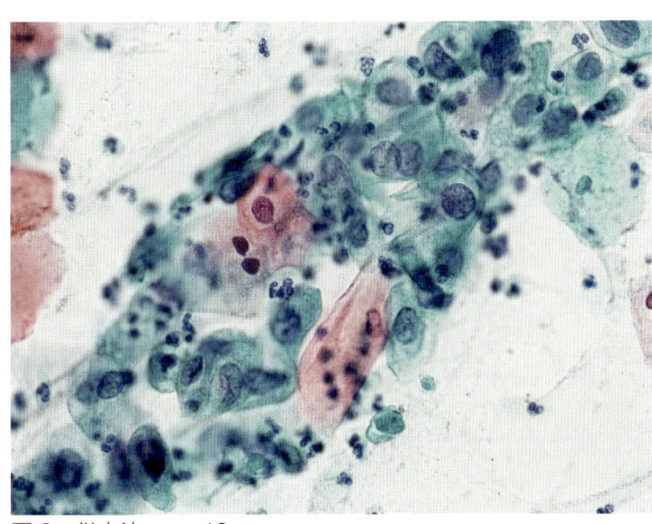

図3　従来法　×40

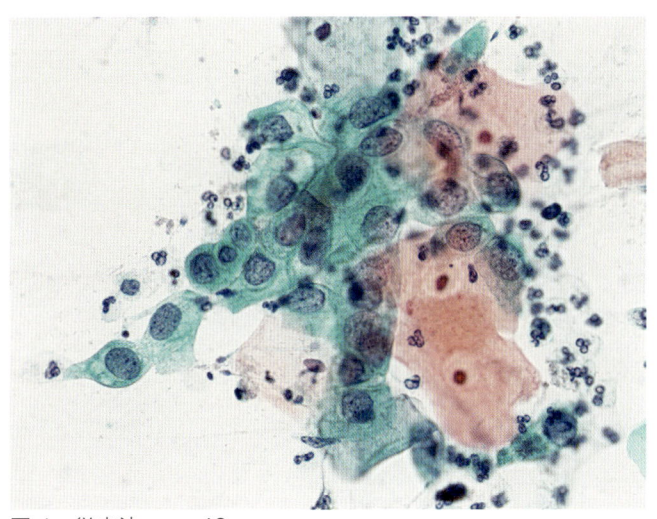

図4　従来法　×40

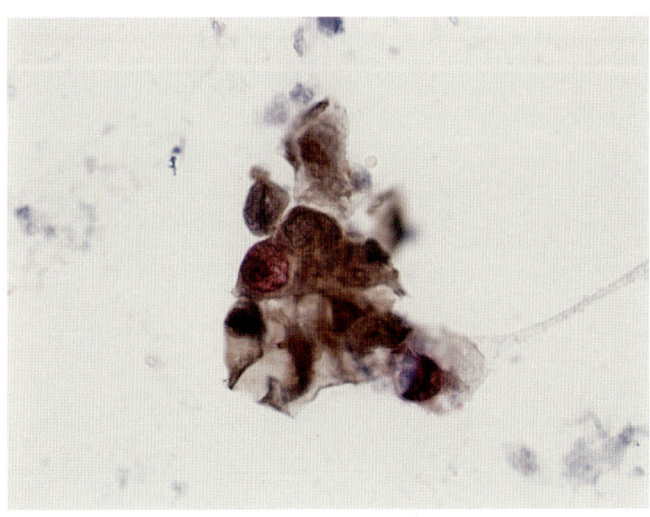

図5　Cellprep®+CINtec® PLUS　×40
p16陽性を示す小集塊の一部に同一細胞内 Ki-67 陽性像を認める。

5. HSIL 症例19 CIN3（高度異形成）

材料：膣・頸部 / サーヴィカルブラシ　年齢：40歳代　臨床経過：他院にて精査指摘

傍基底型の細胞集団で細胞質は厚く、細胞境界明瞭である。N/C比は高く、核異型を示しクロマチンは不規則に増量しておりHSIL（CIN3）と判定した。

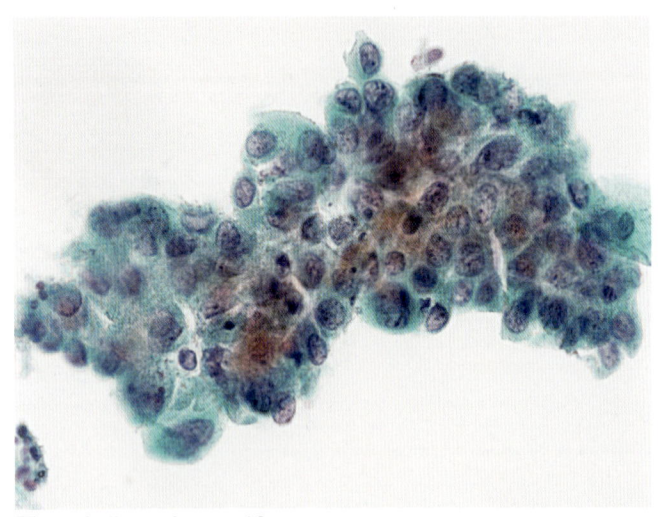

図1　Cellprep®　×40

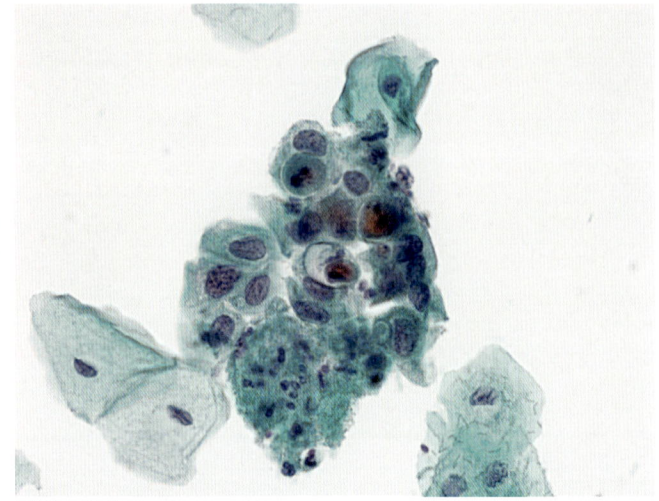

図2　Cellprep®　×40

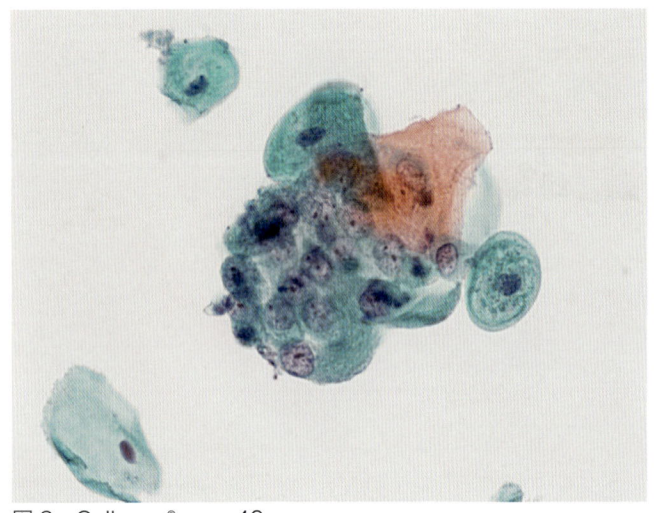

図3　Cellprep®　×40

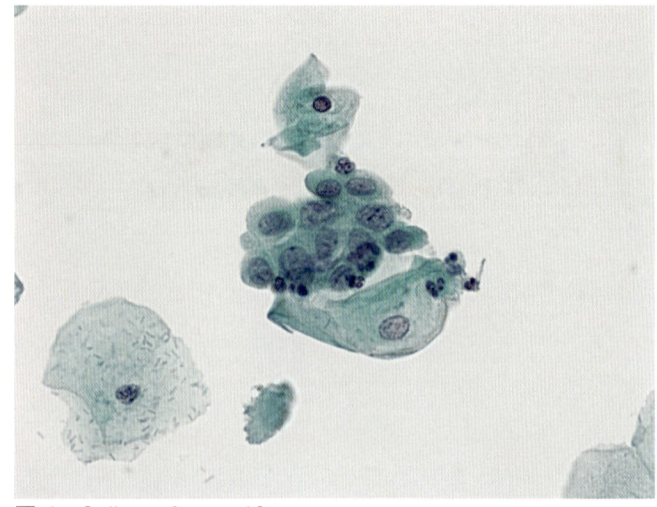

図4　Cellprep®　×40

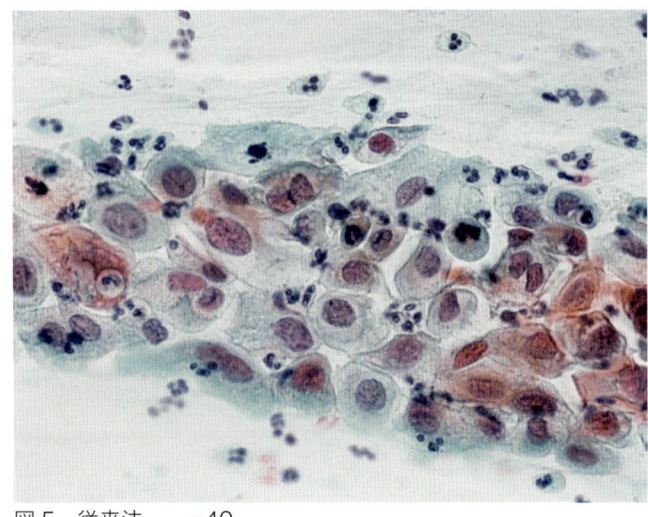

図5　従来法　×40

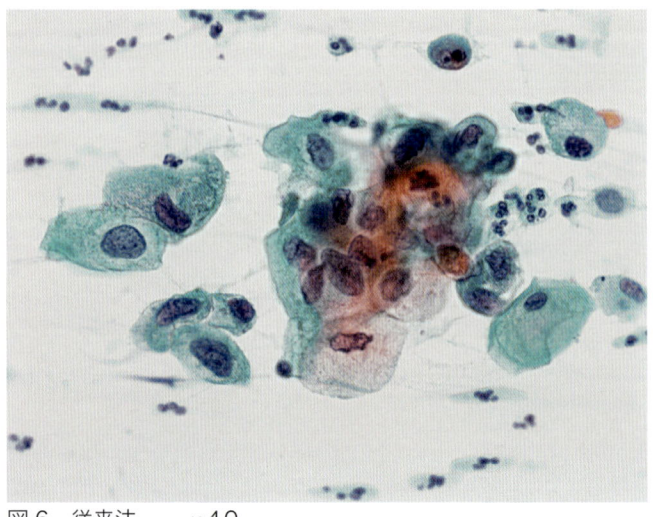

図6　従来法　×40

5. HSIL　症例20　CIN3（高度異形成）

材料：膣・頸部 / サーヴィカルブラシ　年齢：50 歳代　臨床経過：他院にて精査指摘

ごく少数であるが、傍基底型異型細胞を認める。LBC においても従来法同様、慎重なスクリーニングが重要である。単個の異型細胞を認め HSIL（CIN3）と判定した。精査を希望した。

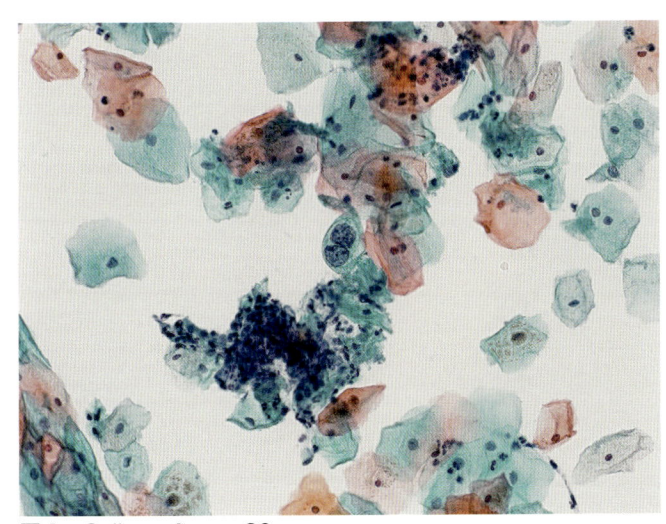

図1　Cellprep®　×20

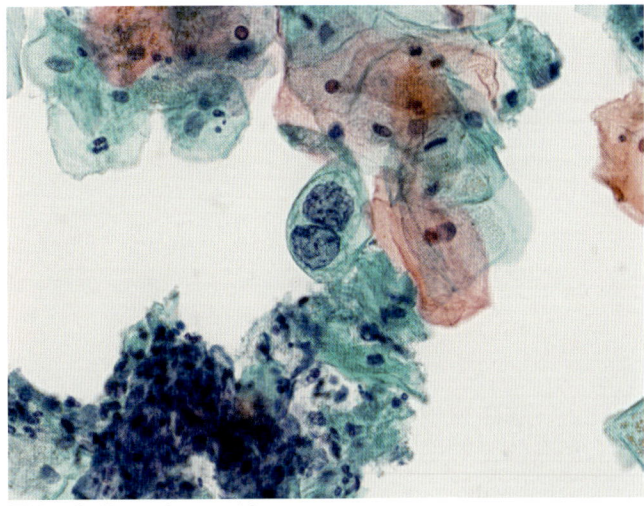

図2　Cellprep®　×40

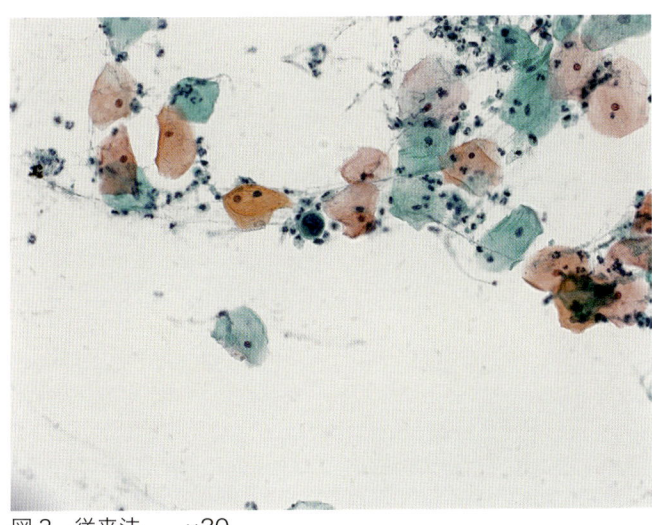

図3　従来法　×20

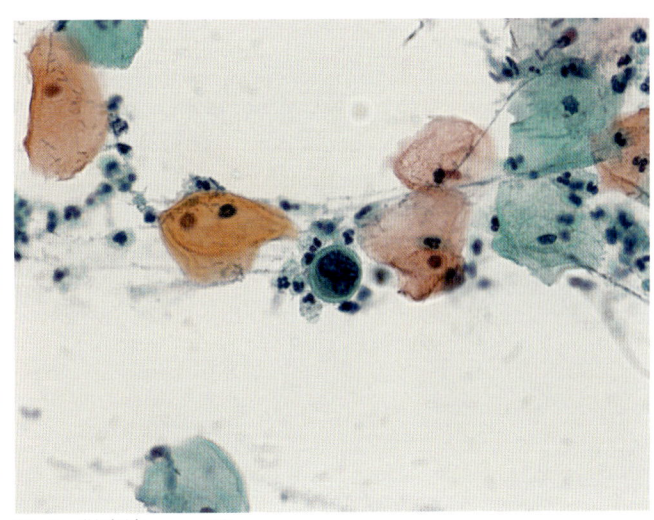

図4　従来法　×40

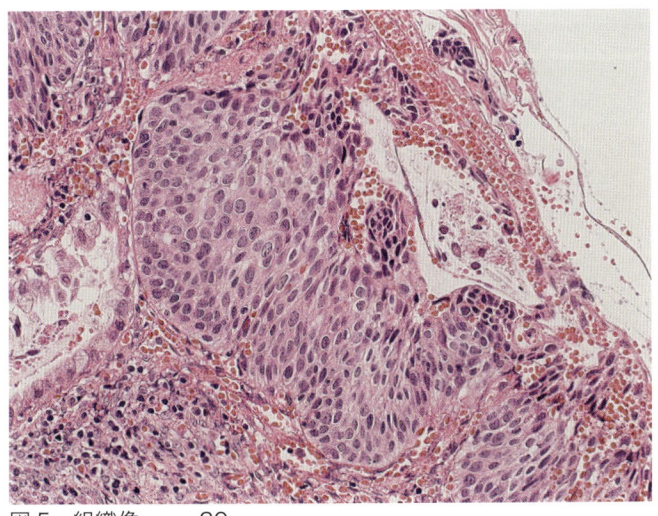

図5　組織像　×20
全層に異型細胞がみられる。CIN3 と診断された。

5. HSIL 症例21 CIS(上皮内癌)

材料：膣・頸部 / サーヴィカルブラシ
年齢：30歳代　臨床経過：他院にて精査。治療指摘

傍基底型の異型細胞集団を認める。N/C比は高く、裸核様にみえる細胞も出現している。HSIL(CIS)を推定した。細胞質がうすい細胞では細胞質境界不明瞭な集塊として出現することがある。細胞集塊辺縁の細胞やほつれた細胞を観察することが重要である。

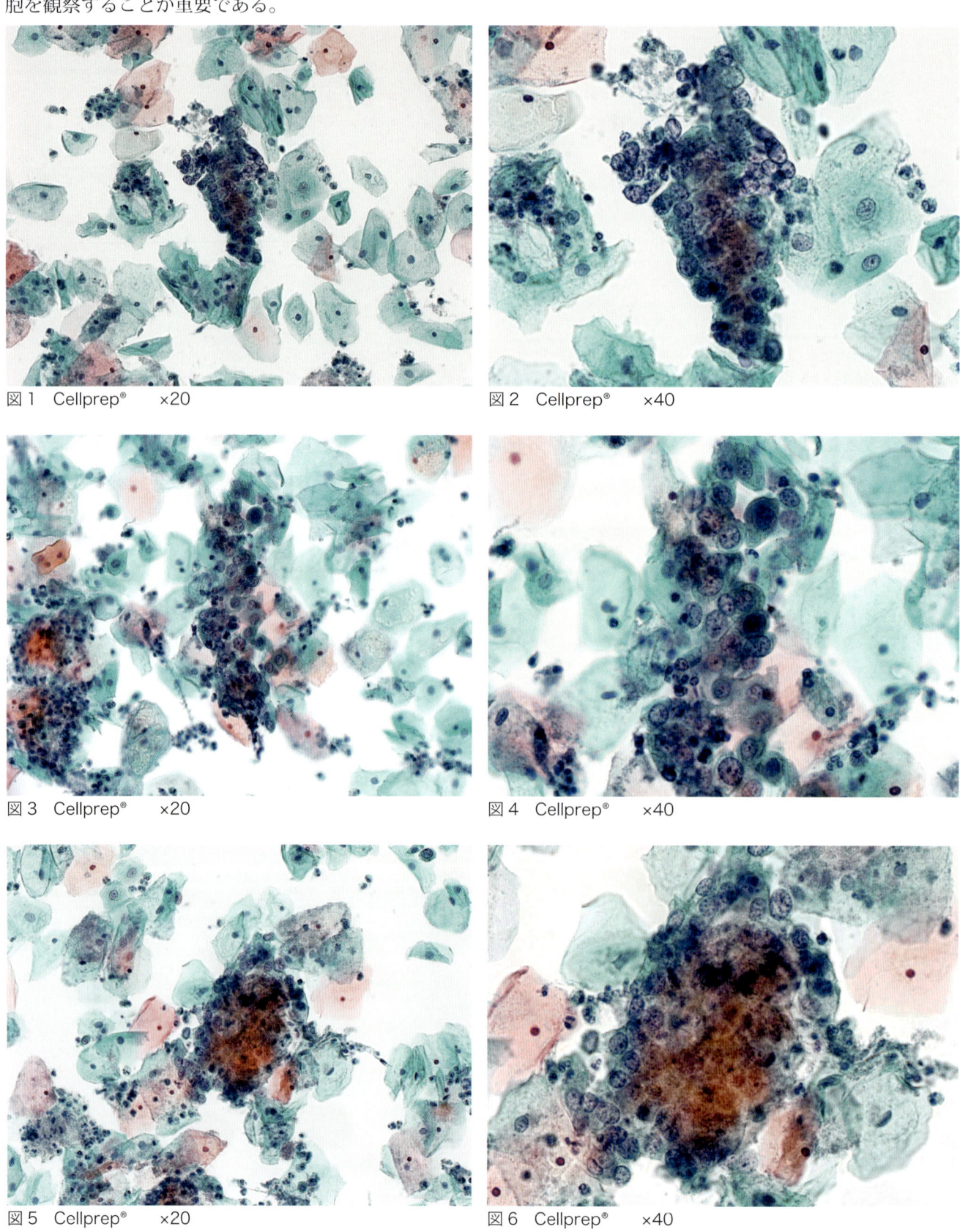

図1　Cellprep®　×20

図2　Cellprep®　×40

図3　Cellprep®　×20

図4　Cellprep®　×40

図5　Cellprep®　×20

図6　Cellprep®　×40

図7　従来法　×20

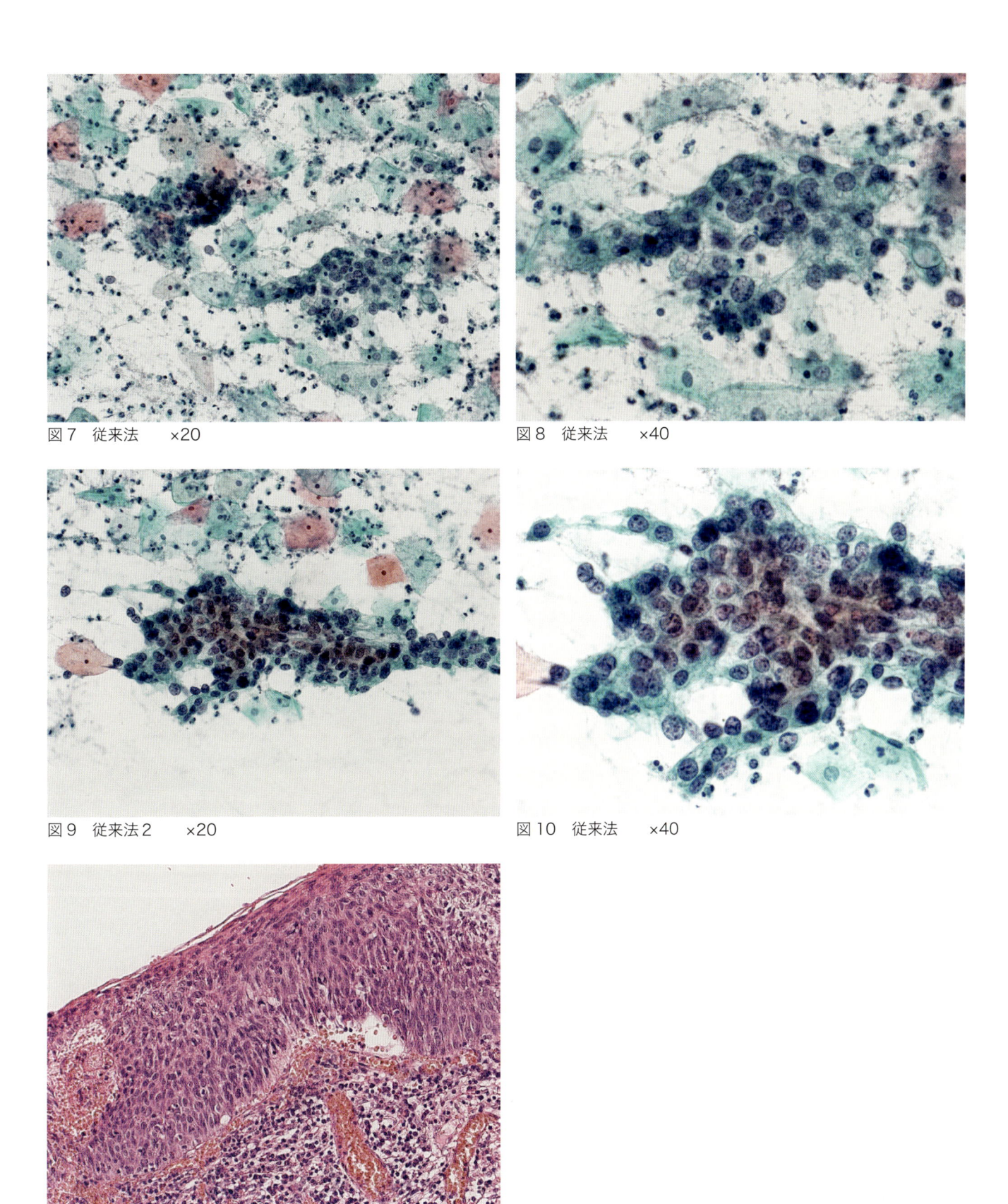

図8　従来法　×40

図9　従来法2　×20

図10　従来法　×40

図11　組織像　×20
N/C比の高い異型細胞が全層にわたって増生している。CIN3と診断された。

5.HSIL 症例22 CIS～MIC（上皮内癌～微小浸潤癌）

材料：膣・頸部/サーヴィカルブラシ　年齢：50歳代　臨床経過：検診にて精査指摘

傍基底型の異型細胞集団を認める。N/C比が高くHSIL（CIS）と判定したが、大小不同があり核異型、クロマチンの不均等分布、核小体の目立つ細胞を認めるのでMICも否定できない。

図1　Cellprep®　×20

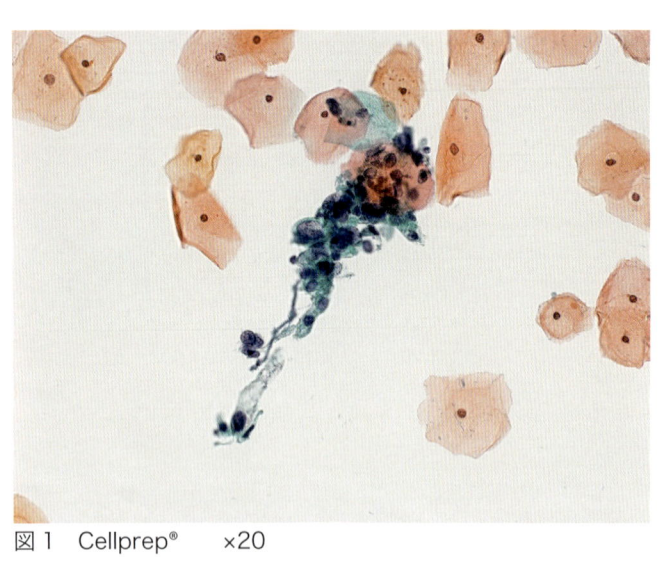

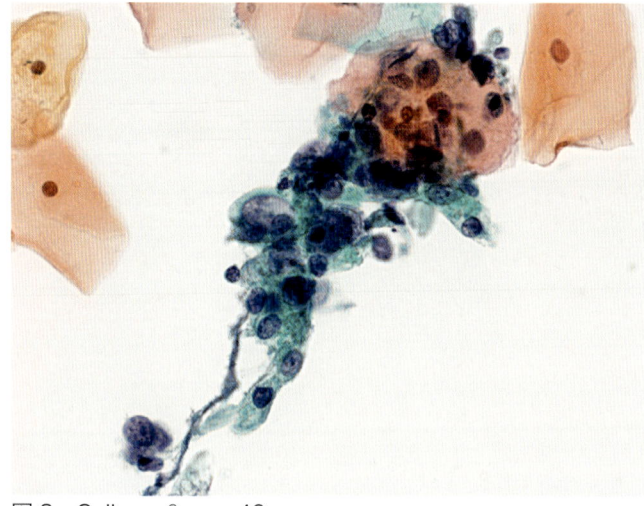

図2　Cellprep®　×40

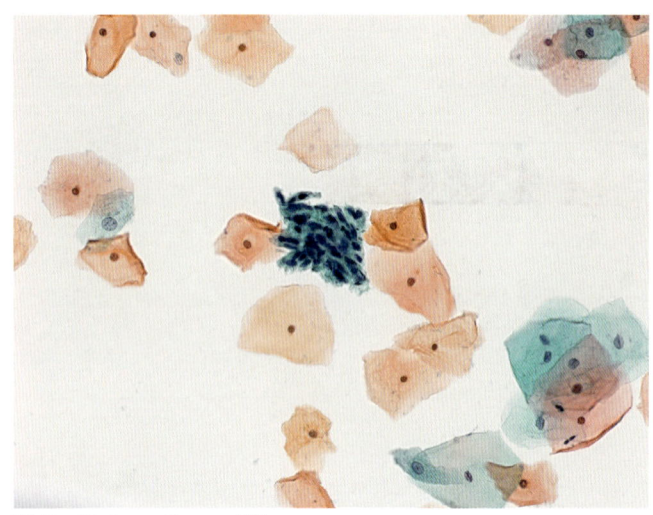

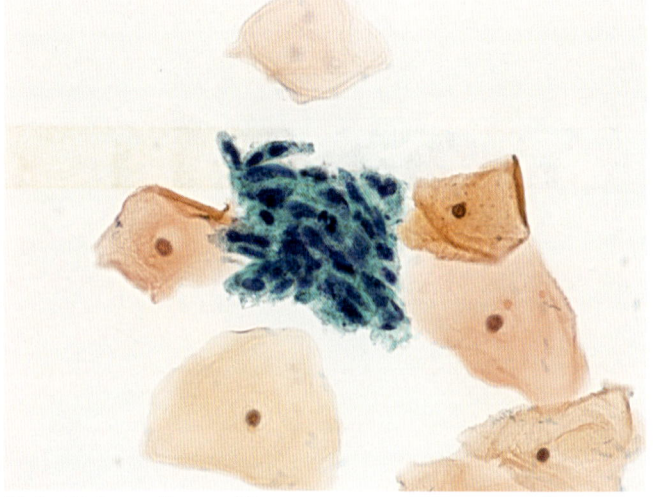

図3　Cellprep®　×20

図4　Cellprep®　×40

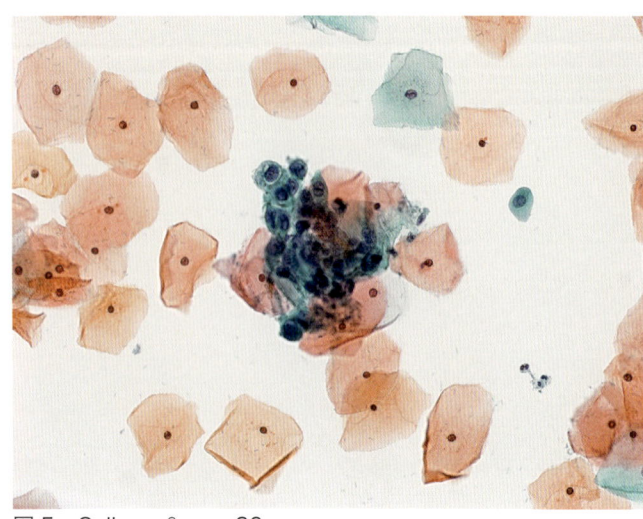

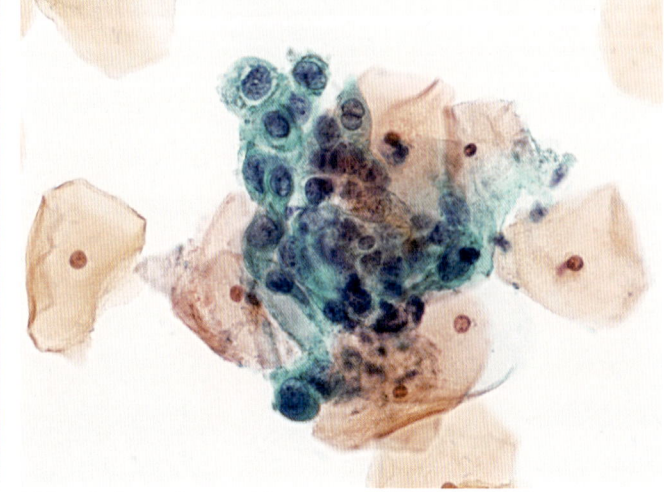

図5　Cellprep®　×20

図6　Cellprep®　×40

図7　従来法　×20

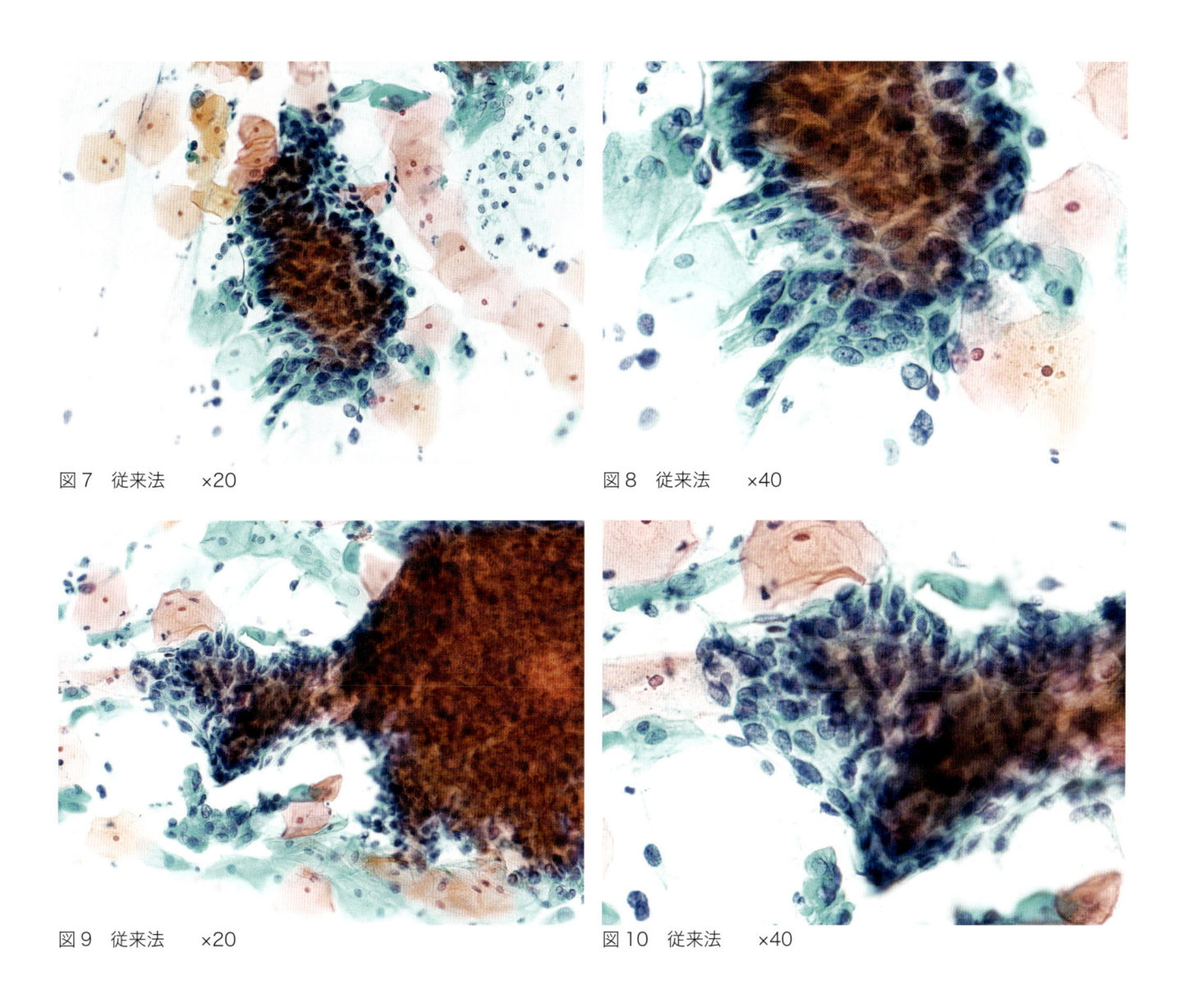

図8　従来法　×40

図9　従来法　×20

図10　従来法　×40

6. SCC　症例23　MIC〜SCC（微小浸潤癌〜浸潤性扁平上皮癌）

材料：膣・頸部 / サーヴィカルブラシ
年齢：50歳代　臨床経過：他院にて精査・治療指摘

きれいな背景のなかにN/C比の高い異型傍基底細胞が集団で出現している。大小不同、核異型が目立ちMICと判定した。一部、クロマチンが粗で不均等分布を示すためSCCも否定できない。

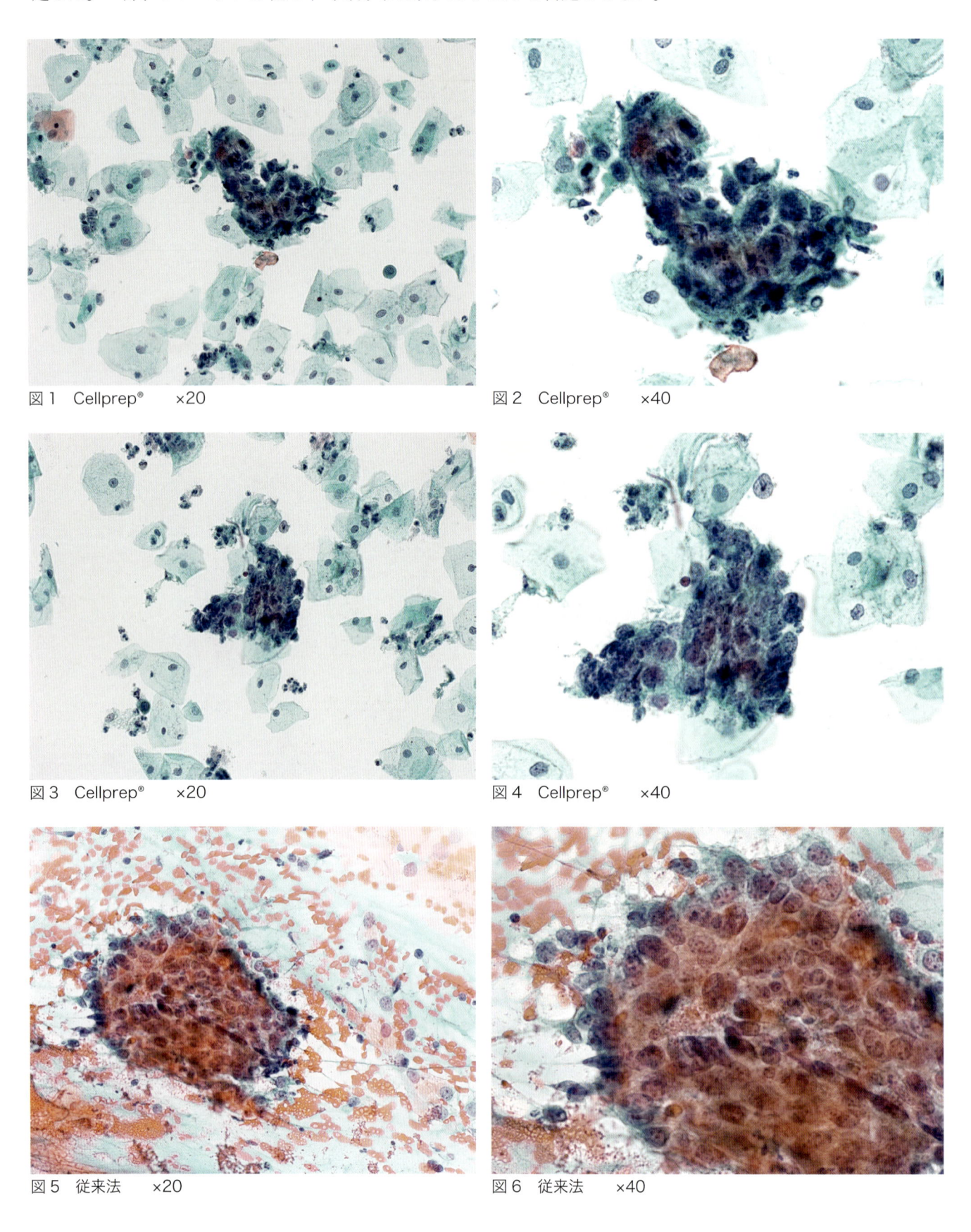

図1　Cellprep®　×20

図2　Cellprep®　×40

図3　Cellprep®　×20

図4　Cellprep®　×40

図5　従来法　×20

図6　従来法　×40

6. SCC 症例24

材料：腟・頸部 / サーヴィカルブラシ
年齢：60歳代　臨床経過：他院にて精査・治療指摘

背景は比較的きれいだが、細胞集団内に壊死物質を認める。細胞質は多形性、多染性で核のクロマチン異常も認められる。SCCと判定した。

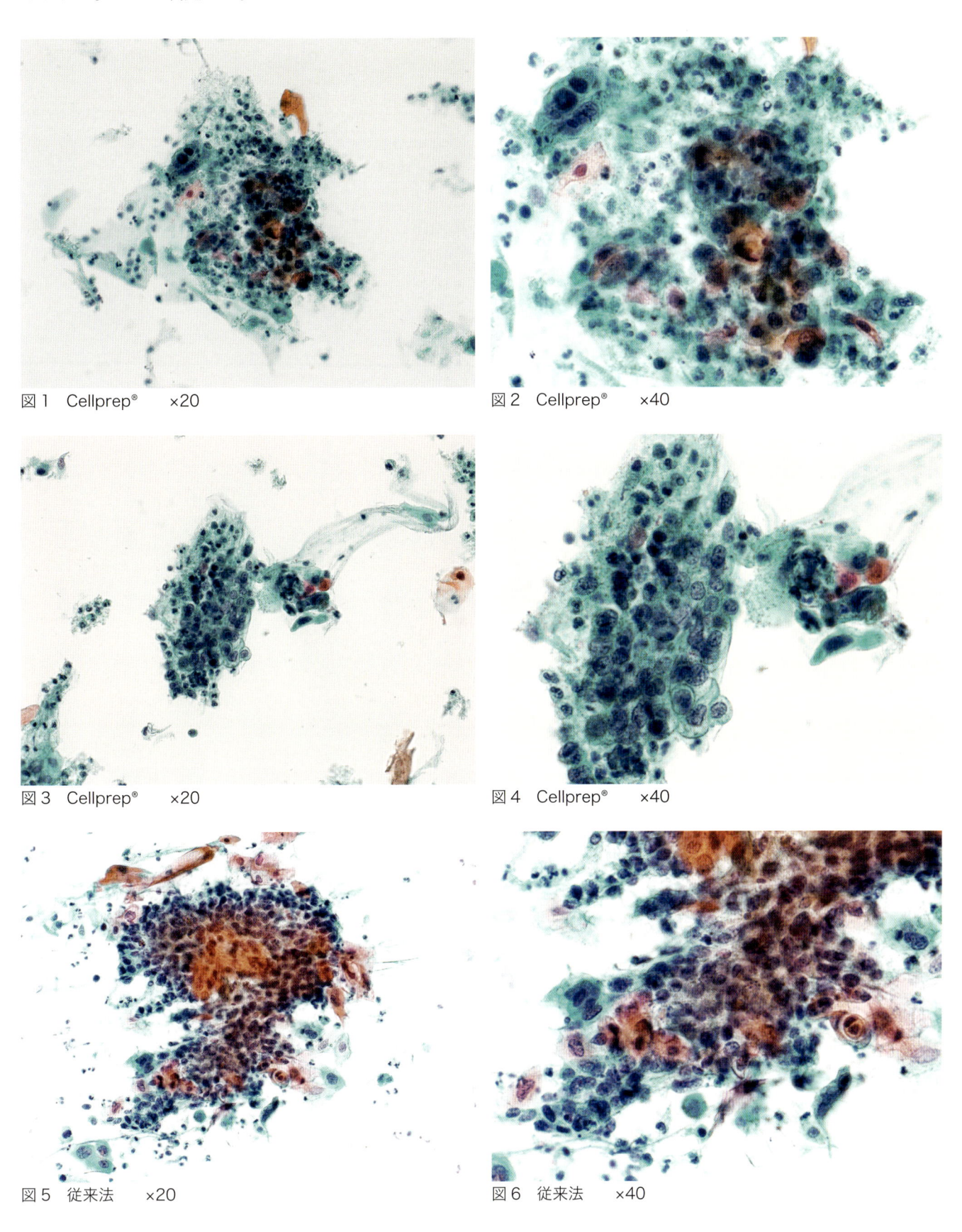

図1　Cellprep®　×20

図2　Cellprep®　×40

図3　Cellprep®　×20

図4　Cellprep®　×40

図5　従来法　×20

図6　従来法　×40

6. SCC 症例25

材料：膣・頸部 / サーヴィカルブラシ
年齢：60歳代　臨床経過：他院にて精査・治療指摘

背景に炎症性細胞、壊死物質が小集塊として出現している。多染性、核所見など個々の細胞所見は明瞭でありSCCと判定できる。

図1　Cellprep®　×10

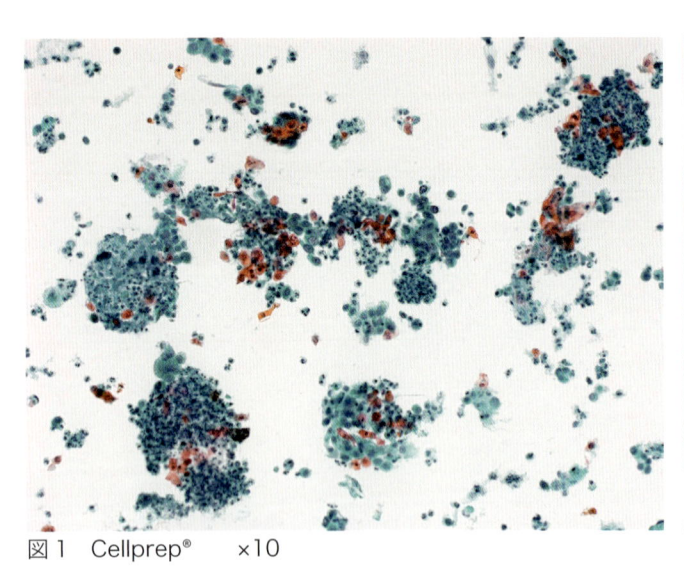

図2　Cellprep®　×20

図3　Cellprep®　×40

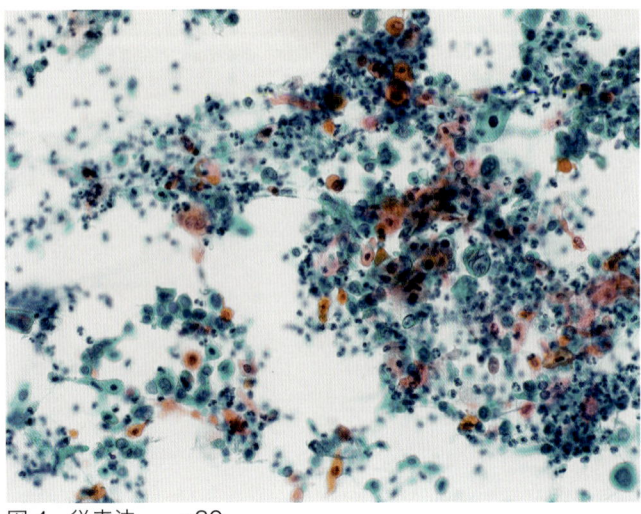

図4　従来法　×20

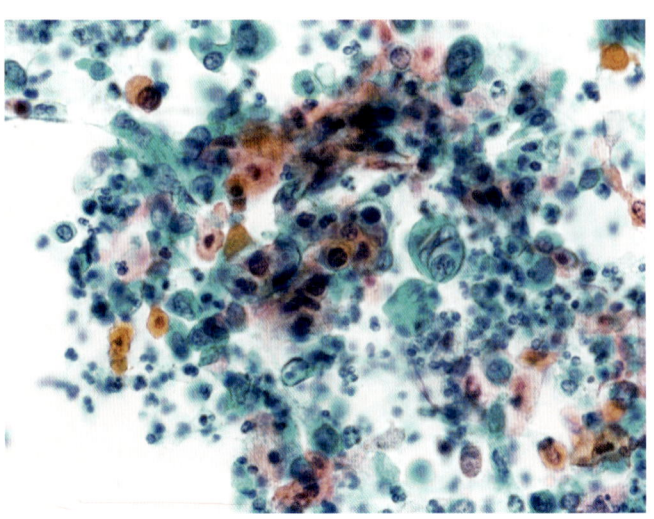

図5　従来法　×40

6. SCC 症例26

材料：膣・頸部 / サーヴィカルブラシ
年齢：50歳代　臨床経過：他院にて精査・治療指摘

背景は比較的きれいだが、炎症性細胞の小型集塊が出現する、角化を伴わない異型細胞集塊中に壊死物質を認める。集塊構造異型として流れ様配列を認める。また、個々の細胞のN/C比大、細胞質・核所見なども明瞭に把握できる。SCCと判定した。

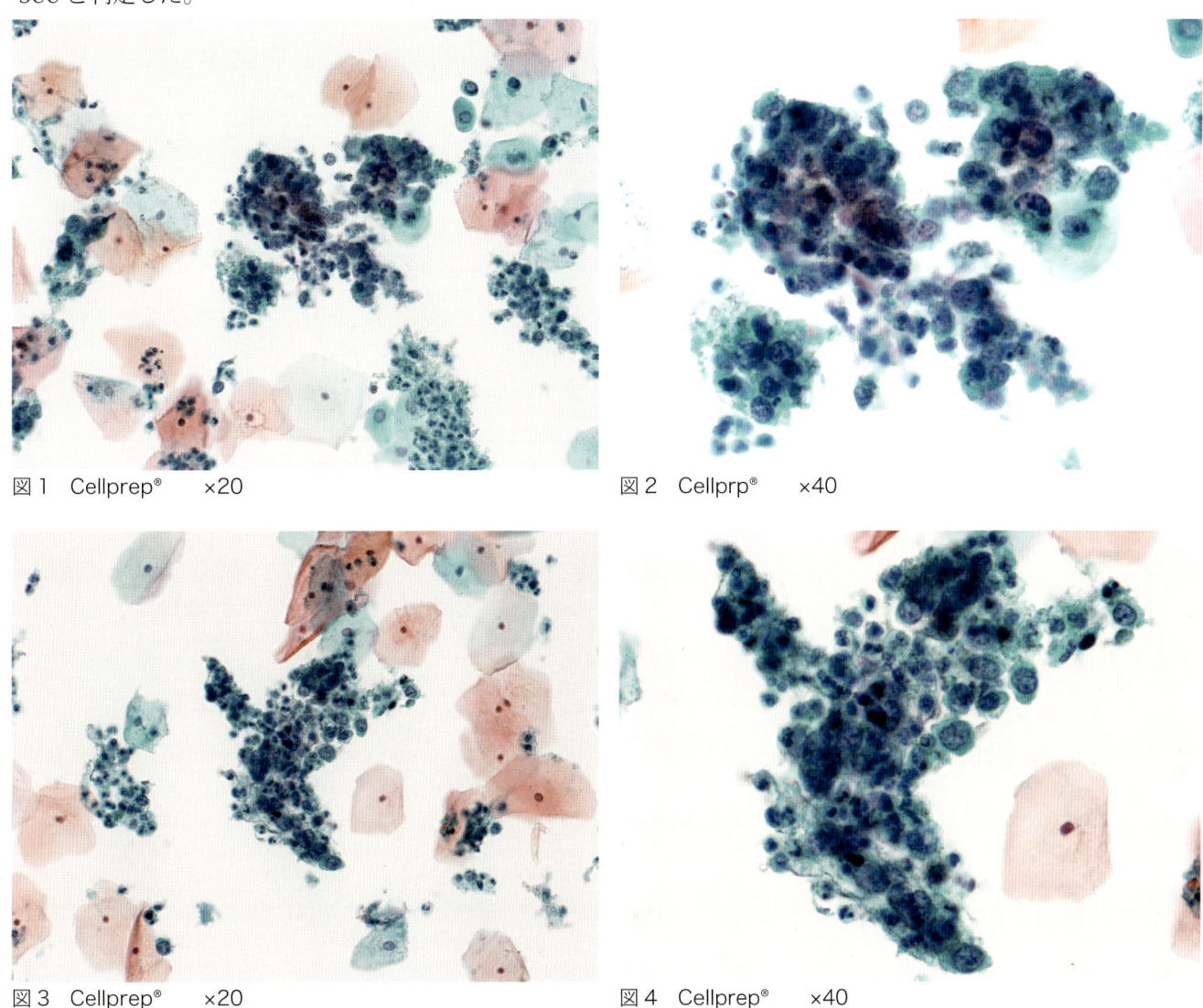

図1　Cellprep®　×20

図2　Cellprp®　×40

図3　Cellprep®　×20

図4　Cellprep®　×40

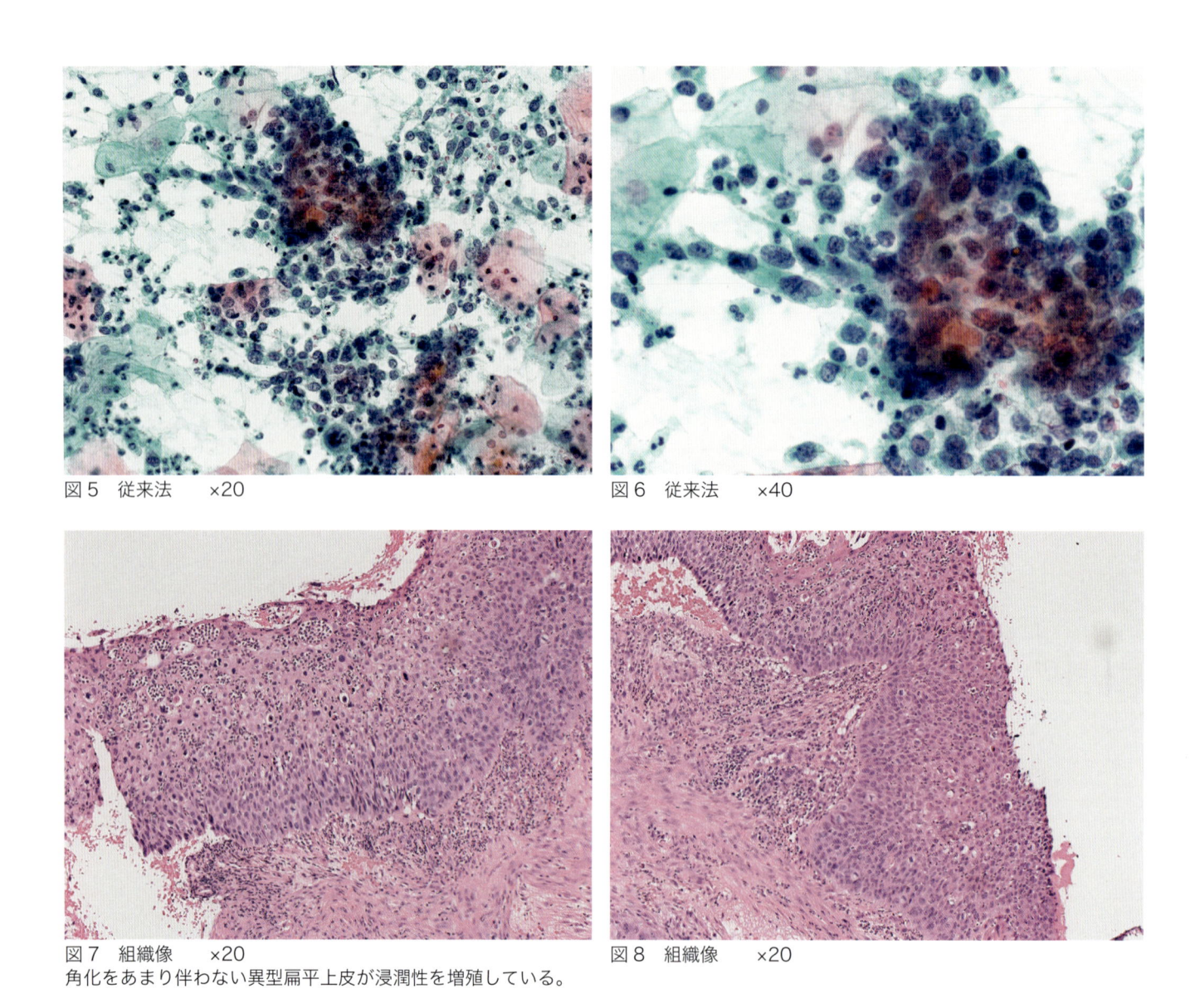

図5 従来法　×20

図6 従来法　×40

図7 組織像　×20
角化をあまり伴わない異型扁平上皮が浸潤性を増殖している。

図8 組織像　×20

6.SCC 症例27

材料：膣・頸部 / サーヴィカルブラシ　年齢：50歳代　臨床経過：検診にて精査指摘

N/C 比が高い小型円形細胞が不規則に重積している。背景にも小型集塊が散見される。大小不同、核異型、クロマチンの不均等分布を認める。細胞集塊辺縁の個々の細胞の細胞質は肥厚し、細胞質境界明瞭である。SCC と判定した。

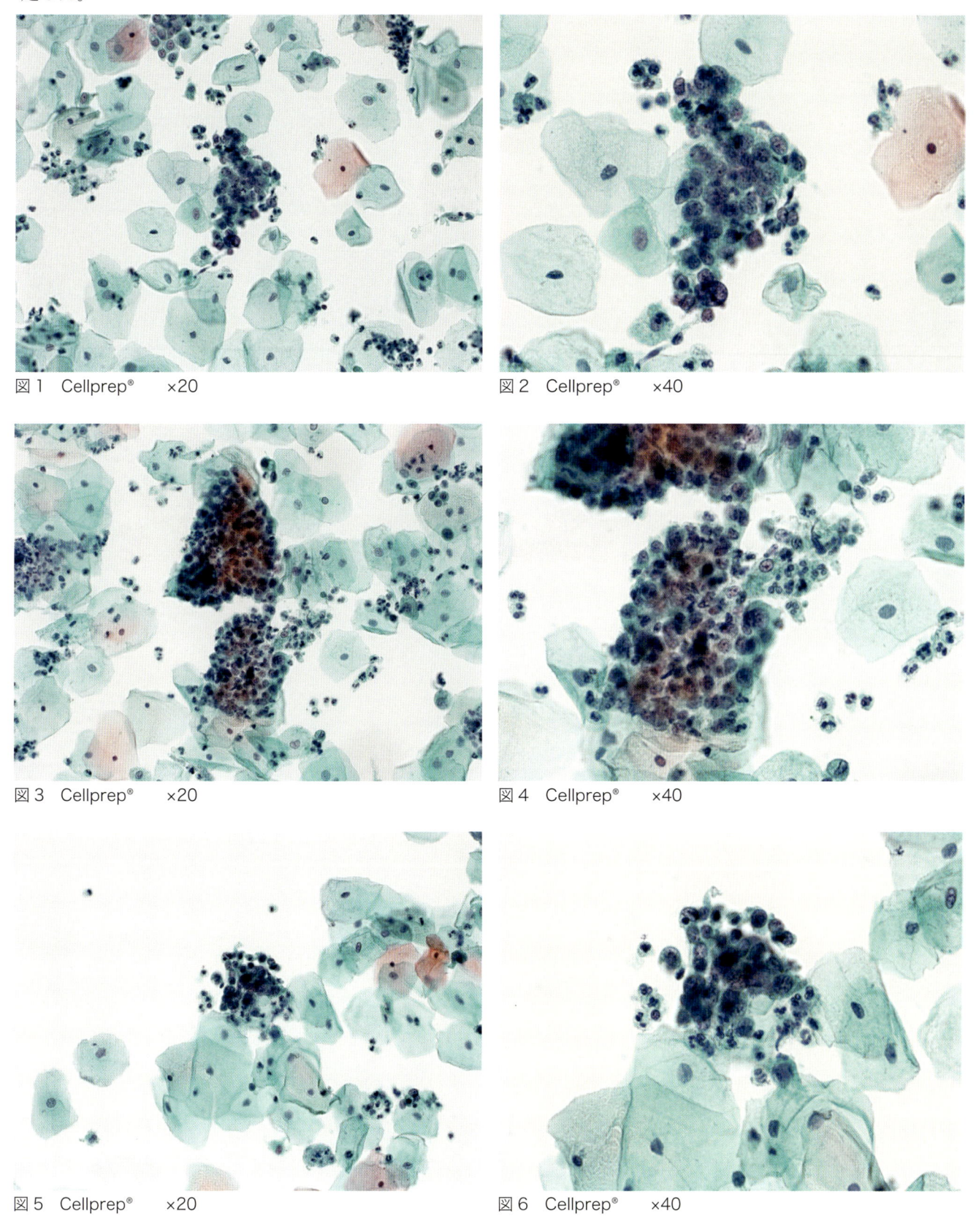

図1　Cellprep®　×20

図2　Cellprep®　×40

図3　Cellprep®　×20

図4　Cellprep®　×40

図5　Cellprep®　×20

図6　Cellprep®　×40

図7 従来法　×20

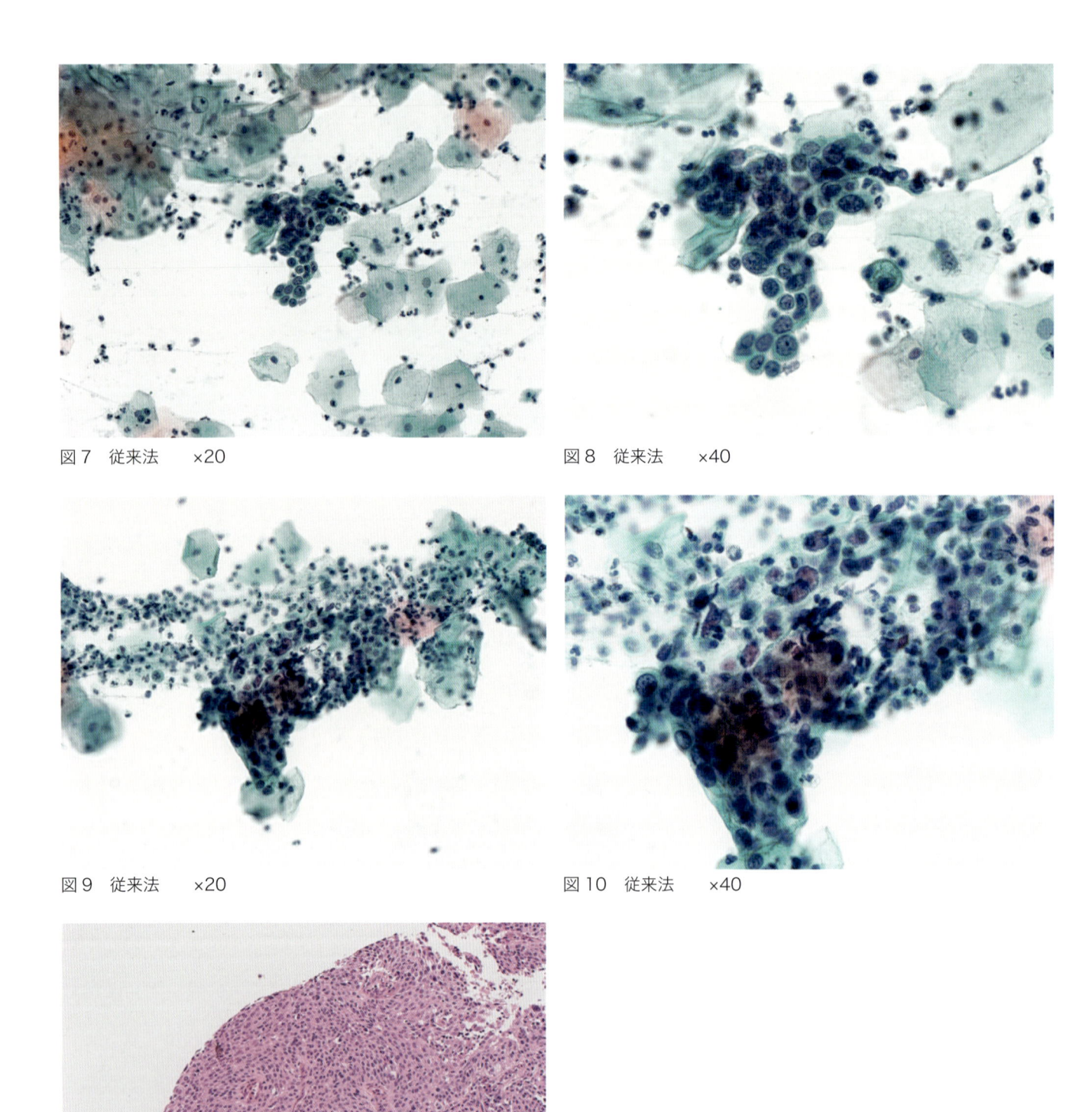

図8 従来法　×40

図9 従来法　×20

図10 従来法　×40

図11 組織像　×10
小型円形細胞からなる扁平上皮癌を認める。

7. 腺系病変　症例28　AGC（異型腺細胞）

材料：膣・頸部 / サーヴィカルブラシ　年齢：40歳代　臨床経過：経過観察中

頸管腺由来細胞であるが、核密度の増加、大小不同、個々の細胞のクロマチン不均一を認める。しかし、クロマチンの増量は少なく、核異型も認めず、AGCと判定した。

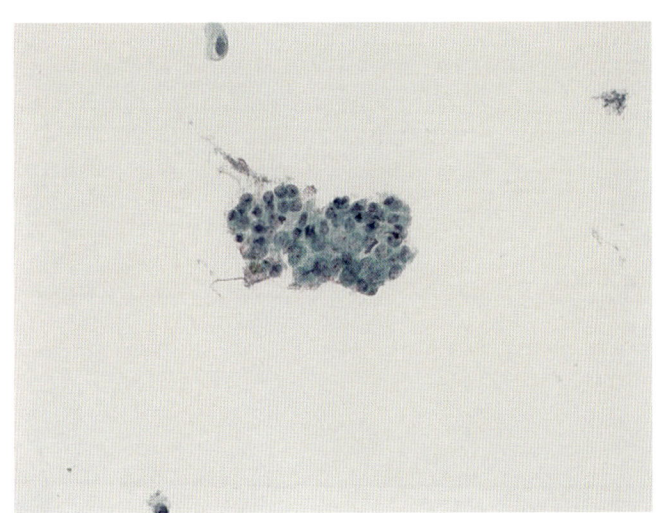

図1　Cellprep®　×20

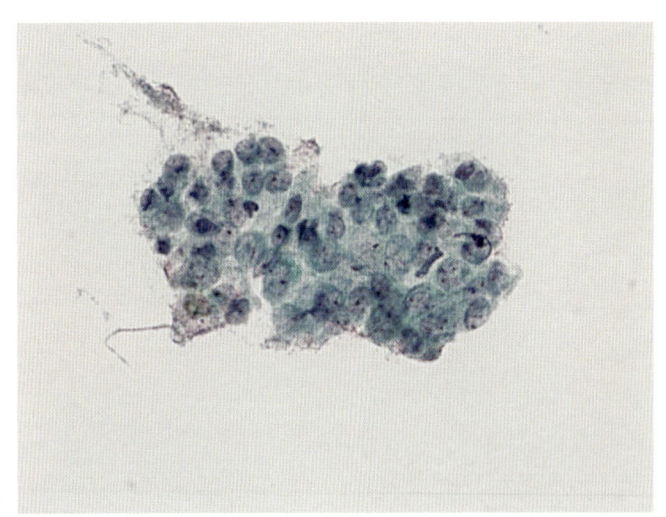

図2　Cellprp®　×40

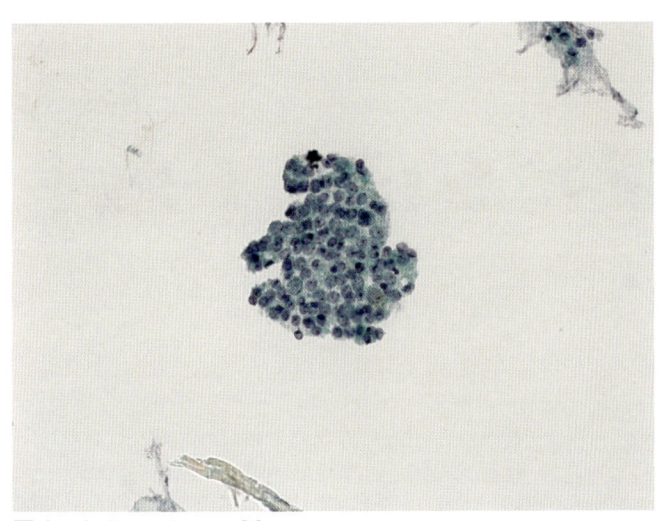

図3　Cellprep®　×20

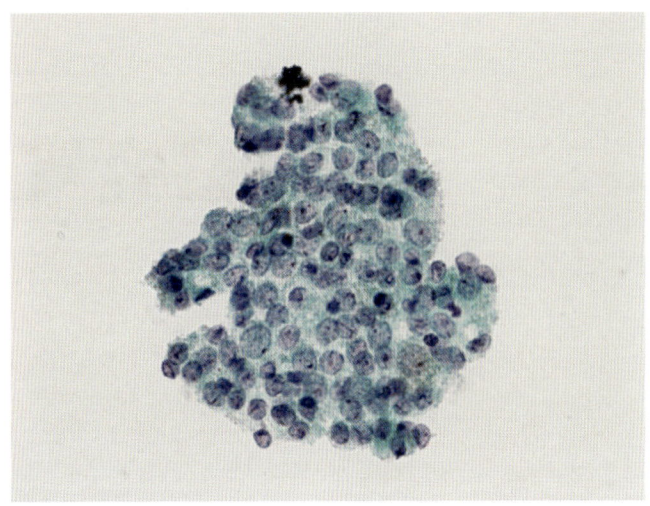

図4　Cellprep®　×40

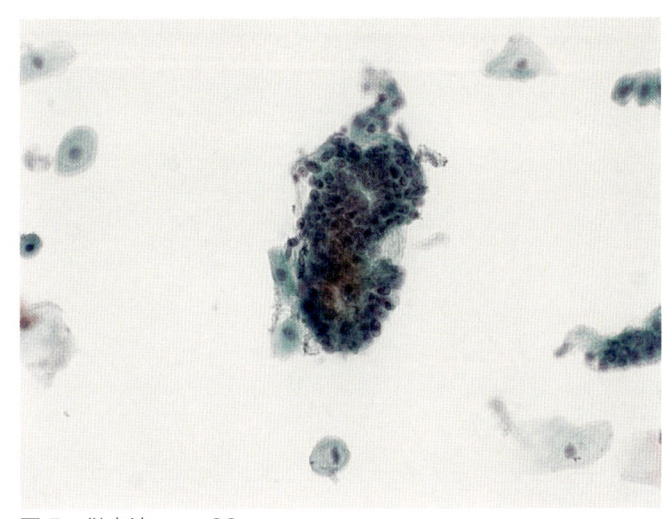

図5　従来法　×20

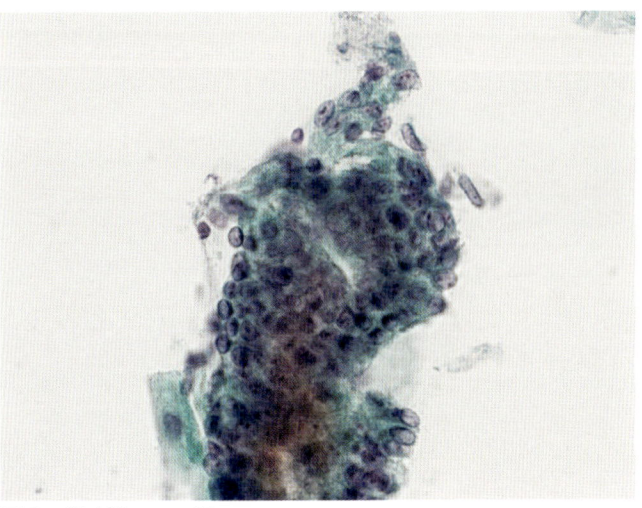

図6　従来法　×40

7. 腺系病変   症例29   AIS（上皮内腺癌）

材料：膣・頸部 / サーヴィカルブラシ　年齢：50歳代　臨床経過：経過観察中

きれいな背景に柵状、シート状配列を示す細胞が出現する。細胞質内にはやや黄色調の粘液が確認できる。核は重積し極性の乱れも伴い悪性と考えられる。しかしながら、集塊からのほつれ所見や明らかな核異型を認めず浸潤癌とできない。AISと判定した。

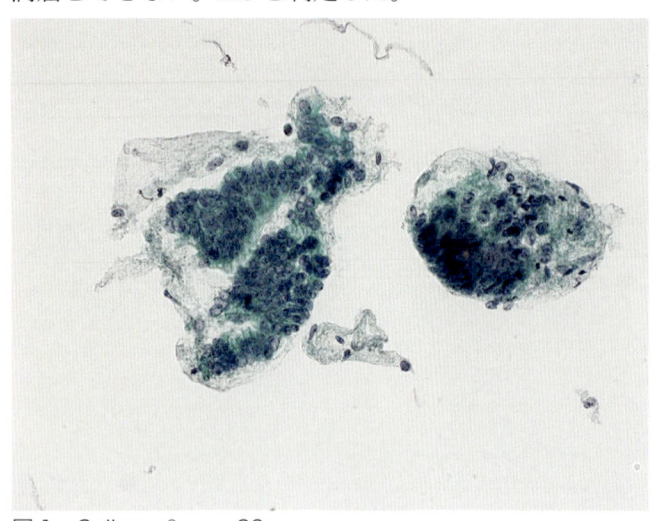

図1　Cellprep®　×20

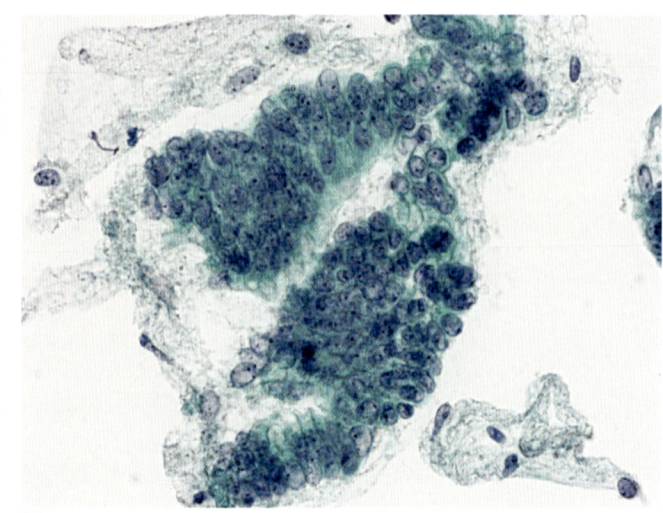

図2　Cellprep®　×40

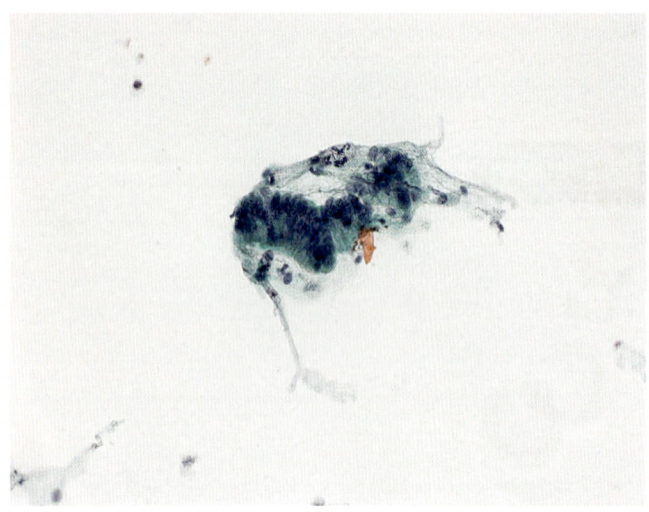

図3　Cellprep®　×20

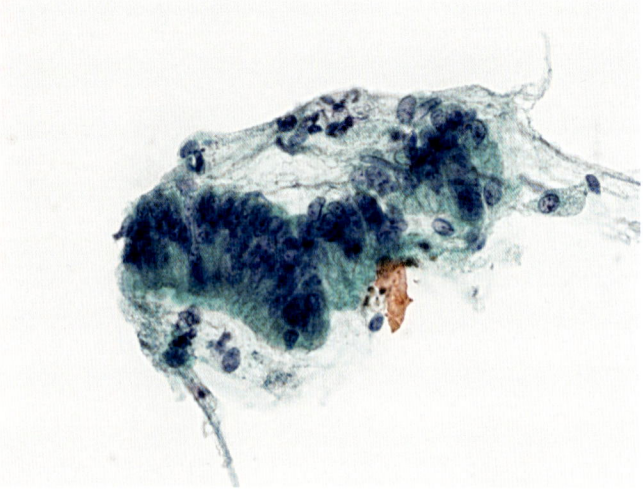

図4　Cellprep®　×40

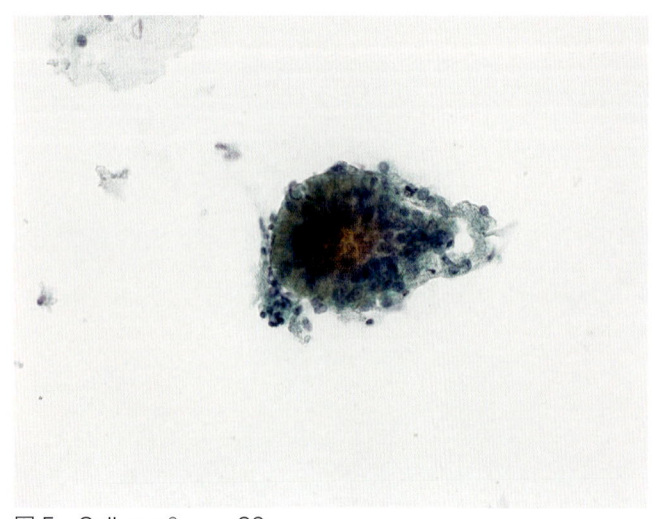

図5　Cellprep®　×20

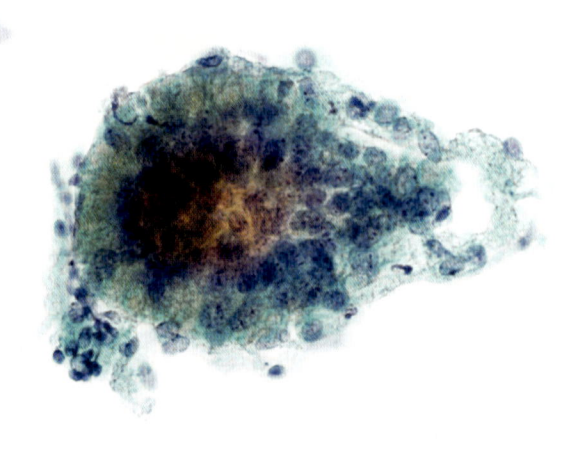

図6　Cellprep®　×40

図7　従来法　×20

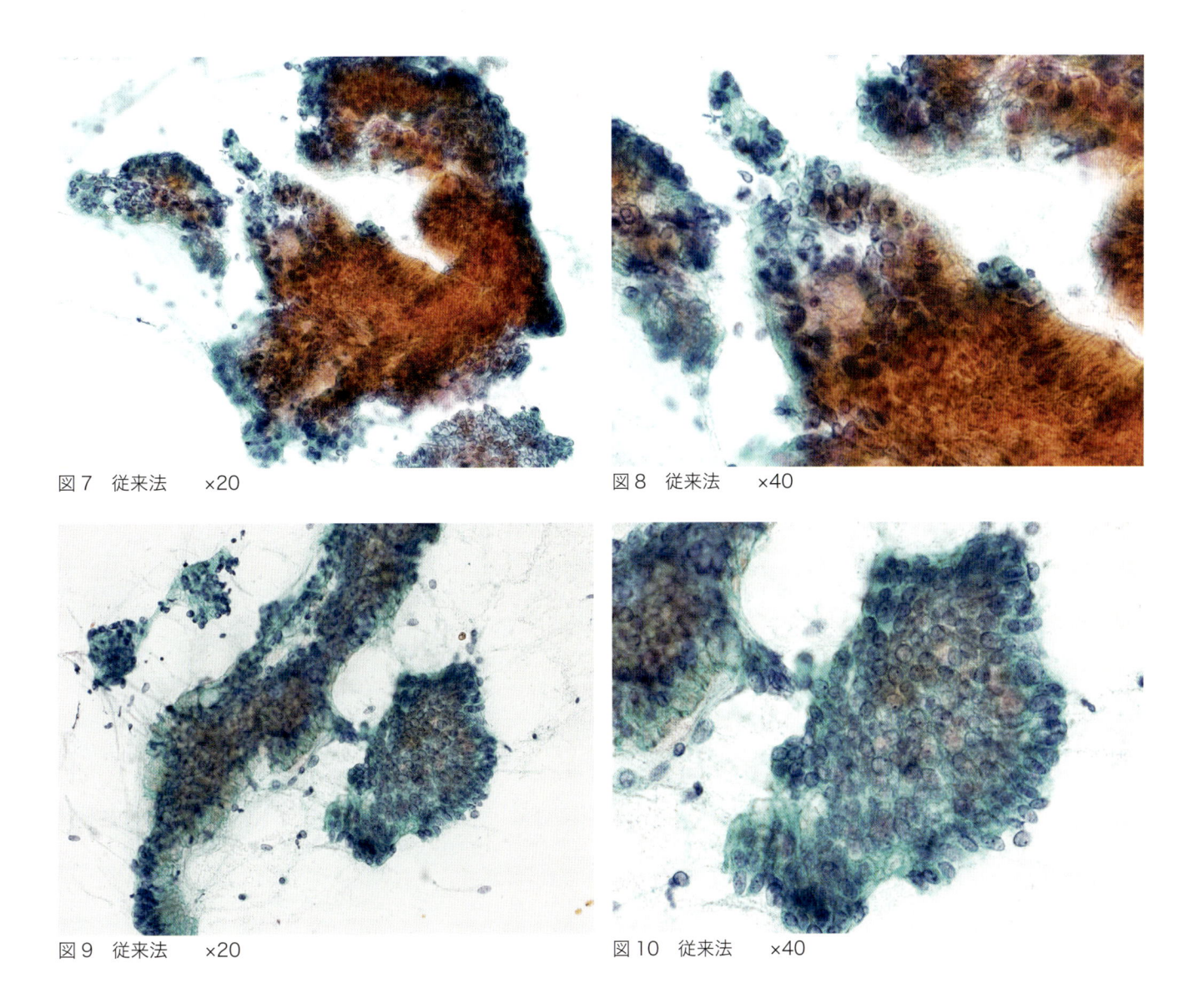

図8　従来法　×40

図9　従来法　×20

図10　従来法　×40

7. 腺系病変　症例30　AIS～Adenocarcinoma（上皮内腺癌～浸潤性腺癌）

材料：膣・頸部/サーヴィカルブラシ　年齢：40歳代　臨床経過：経過観察中

きれいな背景中に柵状、シート状に細胞が出現している。核の重積や極性の乱れもあるが、細胞集塊からのほつれ像は認めない。AISを考えるか、一部に不規則重積、クロマチンの不均等分布など認め、浸潤性腺癌の可能性も否定できない。術後診断は微小浸潤腺癌であった。

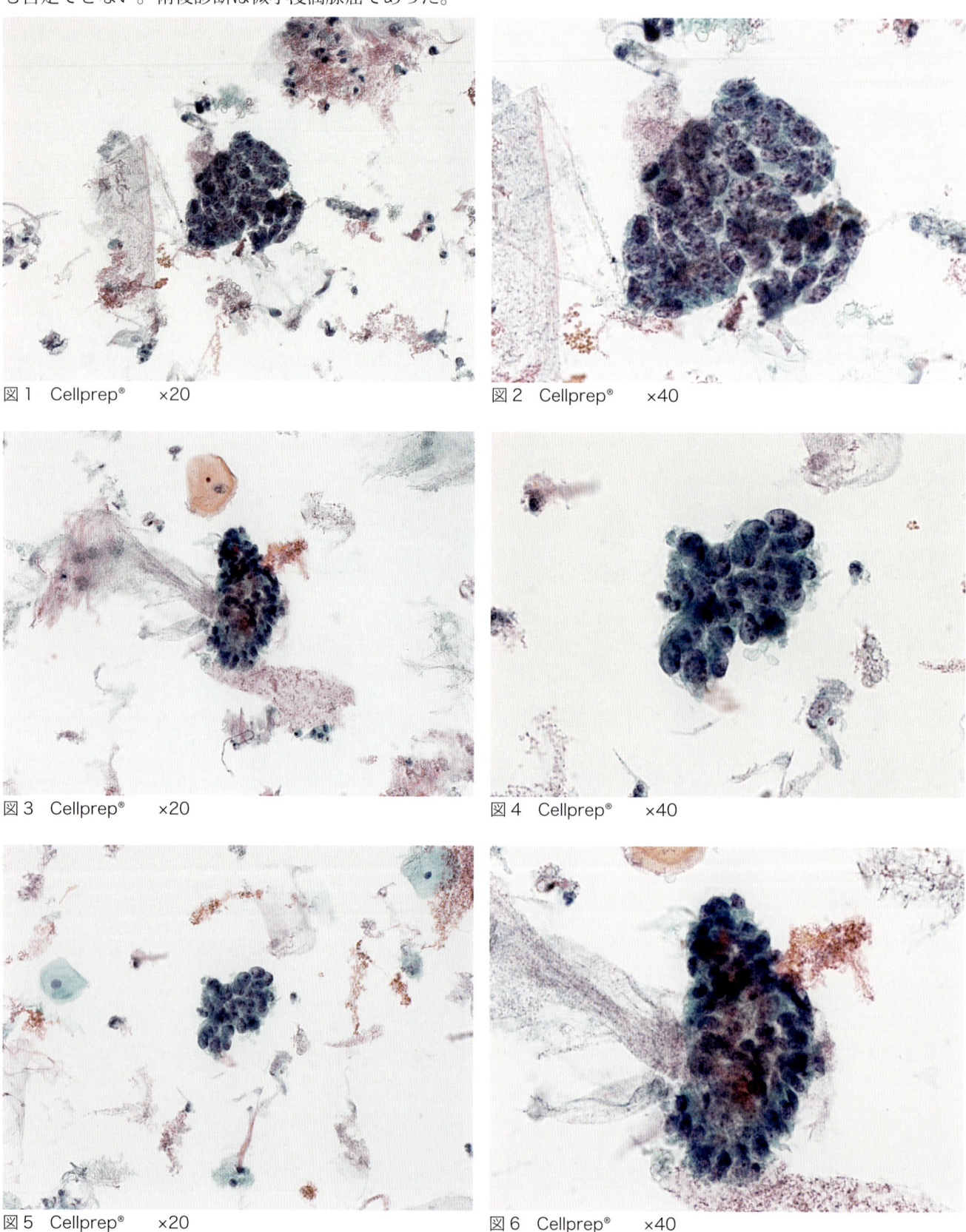

図1　Cellprep®　×20

図2　Cellprep®　×40

図3　Cellprep®　×20

図4　Cellprep®　×40

図5　Cellprep®　×20

図6　Cellprep®　×40

図7 従来法　×20

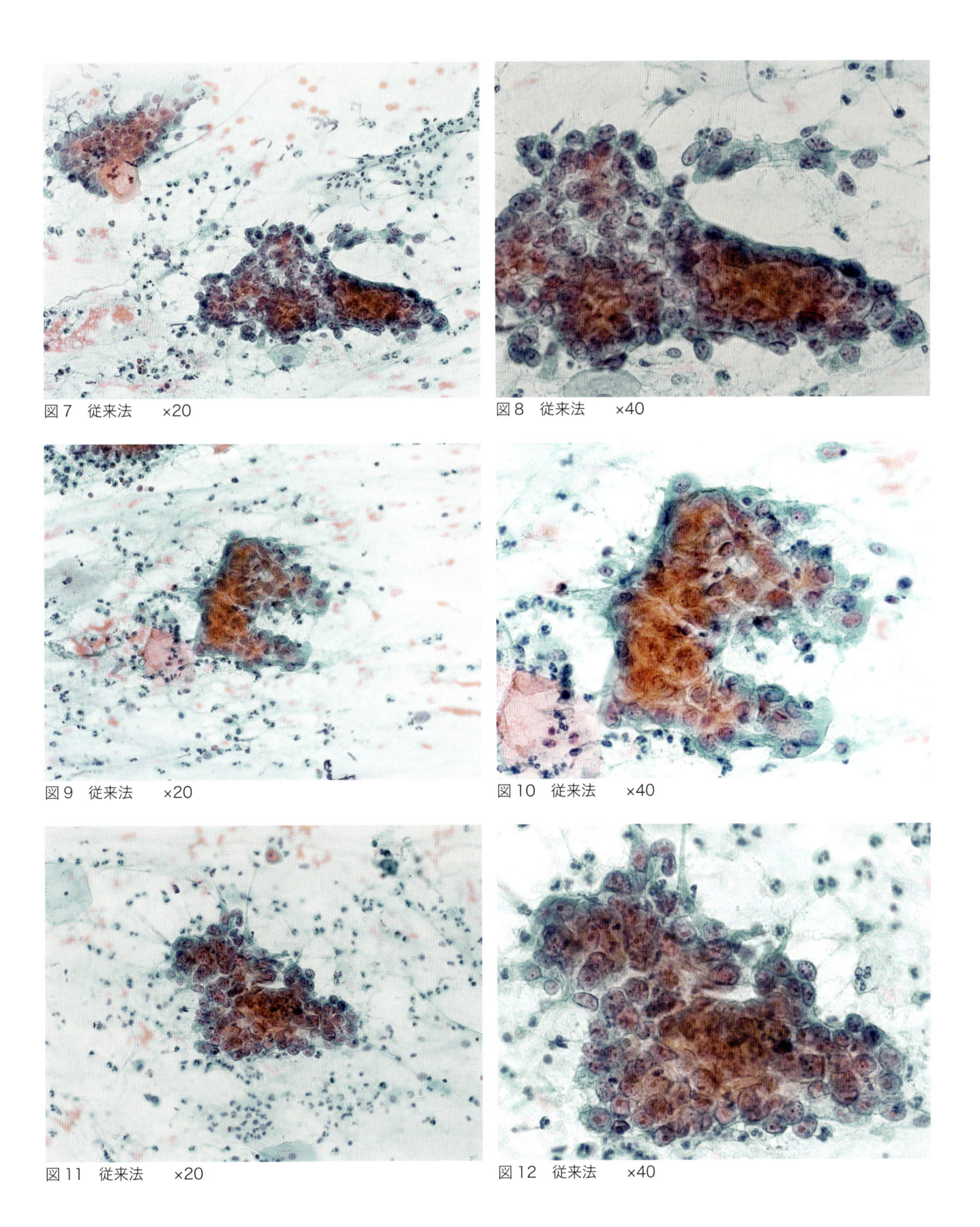

図8 従来法　×40

図9 従来法　×20

図10 従来法　×40

図11 従来法　×20

図12 従来法　×40

7. 腺系病変　症例31　Adenocarcinoma（腺癌）

材料：膣・頸部 / サーヴィカルブラシ　年齢：40歳代　臨床経過：他院にて精査指摘

背景は比較的きれいだが、炎症性細胞の小型集塊が出現している。細胞は不規則に重積し核の大小不同、核異型、クロマチン異常を認める。細胞集塊辺縁にほつれ像がみられ腺癌と判定した。腺系の細胞集塊は細胞質が薄いため、集塊になると細胞質境界が不明瞭になることもある。出現している異型細胞集塊を詳しく観察することが重要である。

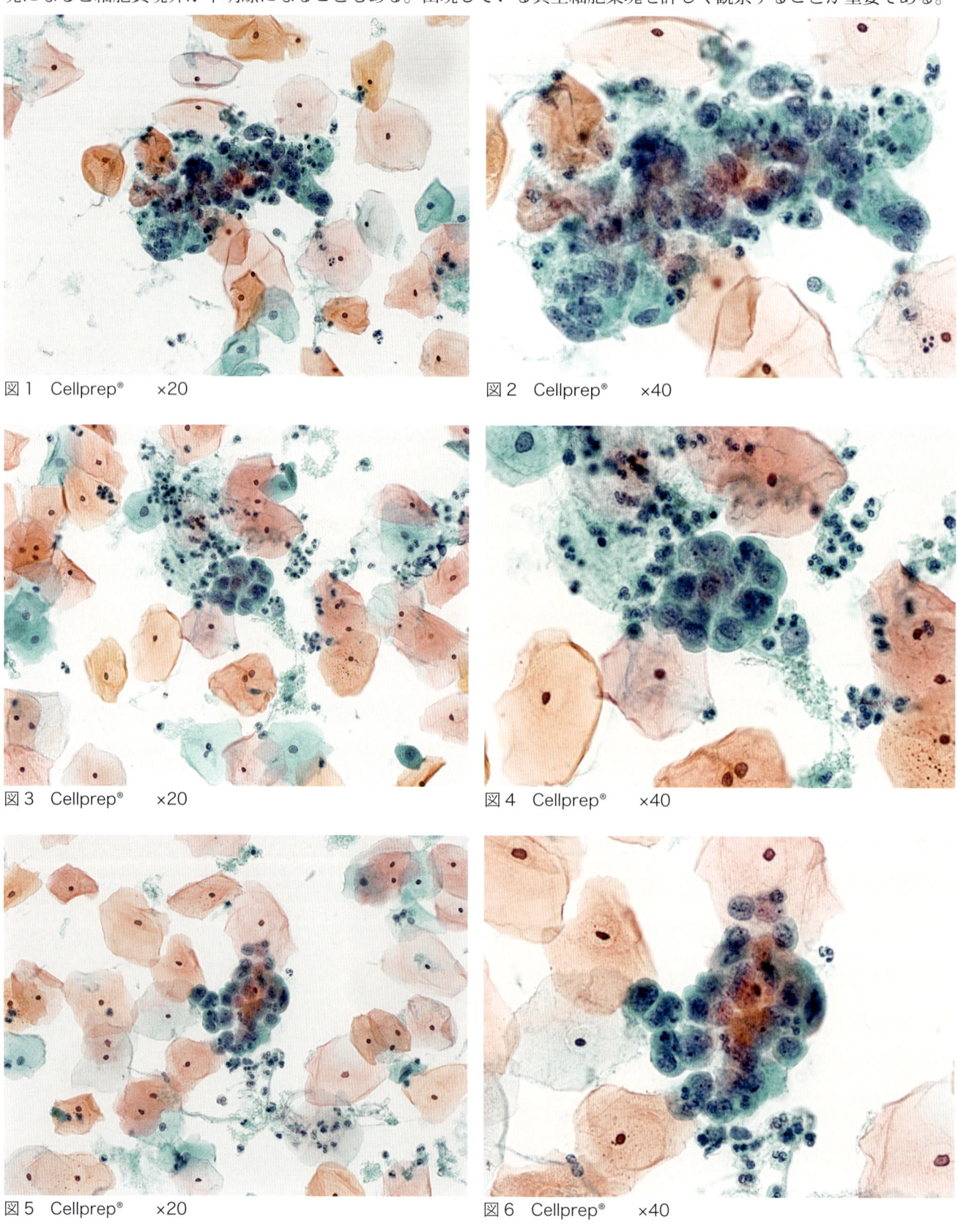

図1　Cellprep®　×20

図2　Cellprep®　×40

図3　Cellprep®　×20

図4　Cellprep®　×40

図5　Cellprep®　×20

図6　Cellprep®　×40

図7　従来法　×20

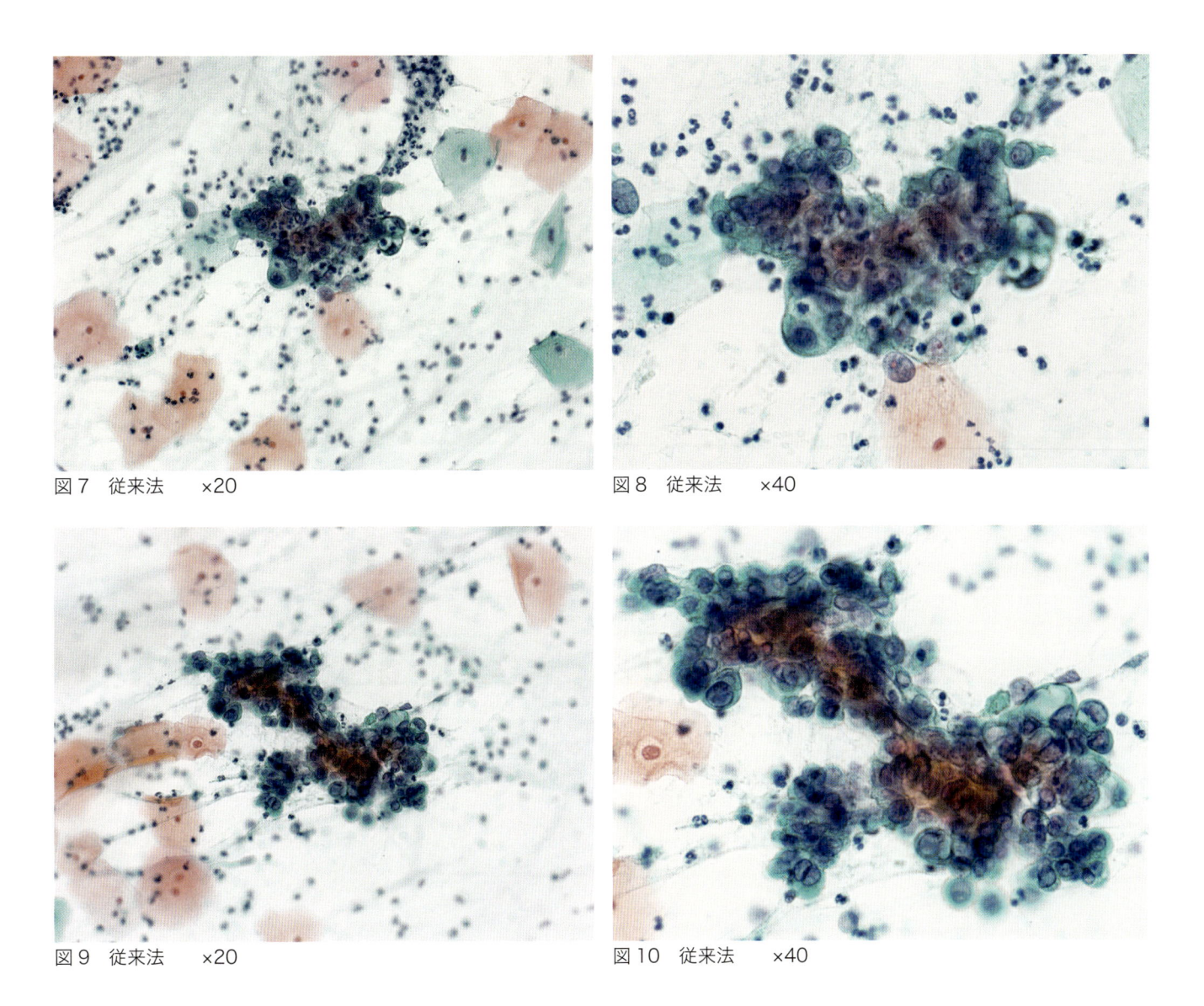

図8　従来法　×40

図9　従来法　×20

図10　従来法　×40

7. 腺系病変　症例32　Adenocarcinoma（腺癌）

材料：膣・頸部 / サーヴィカルブラシ
年齢：60歳代　臨床経過：他院にて精査指摘

背景に炎症性細胞の集簇をみる。細胞質内に粘液を含む小型異型細胞が不規則に重積する小型細胞集塊を認める。核異型、核小体明瞭などの所見があり腺癌と判定した。

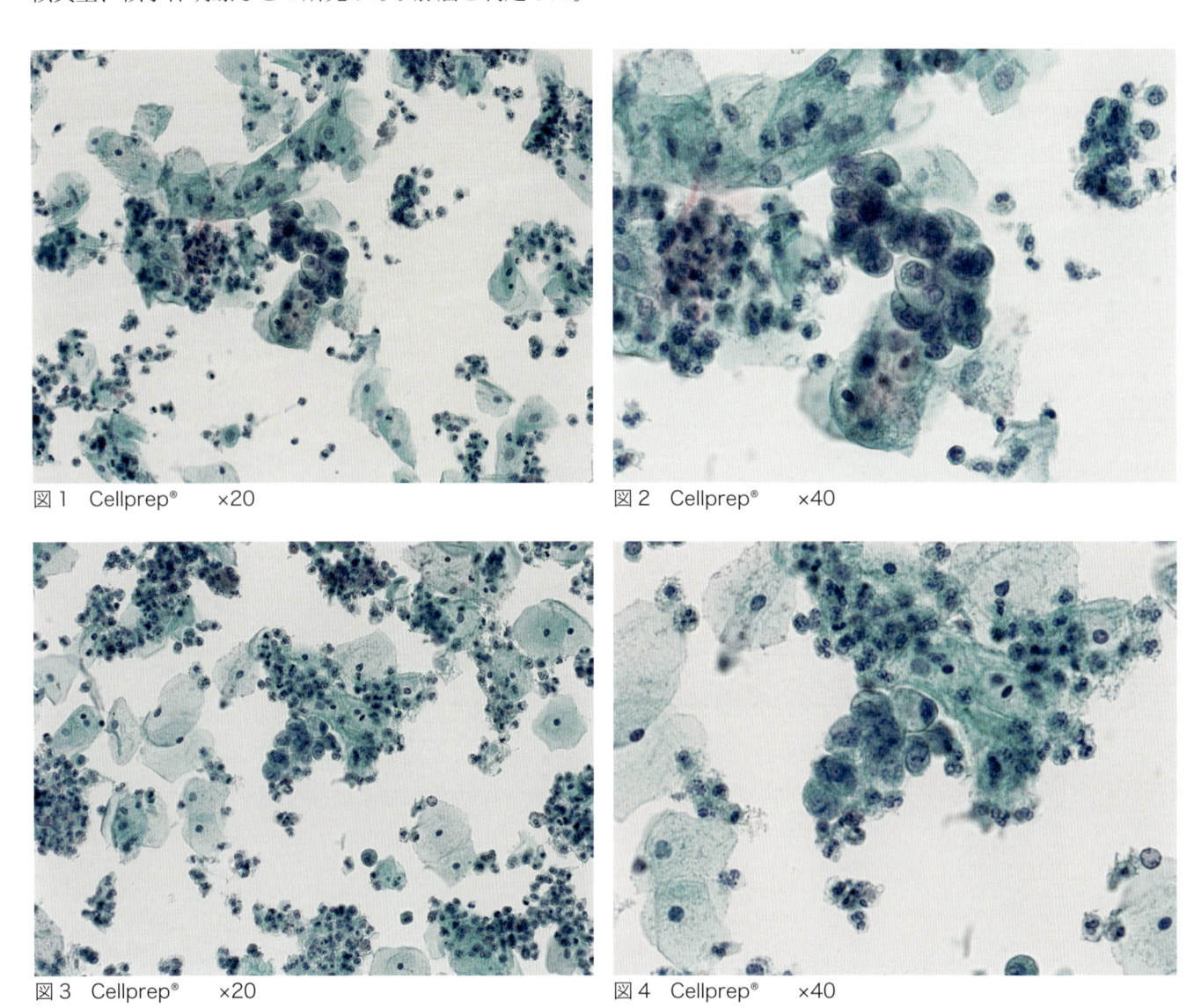

図1　Cellprep®　×20

図2　Cellprep®　×40

図3　Cellprep®　×20

図4　Cellprep®　×40

図5 従来法 ×20

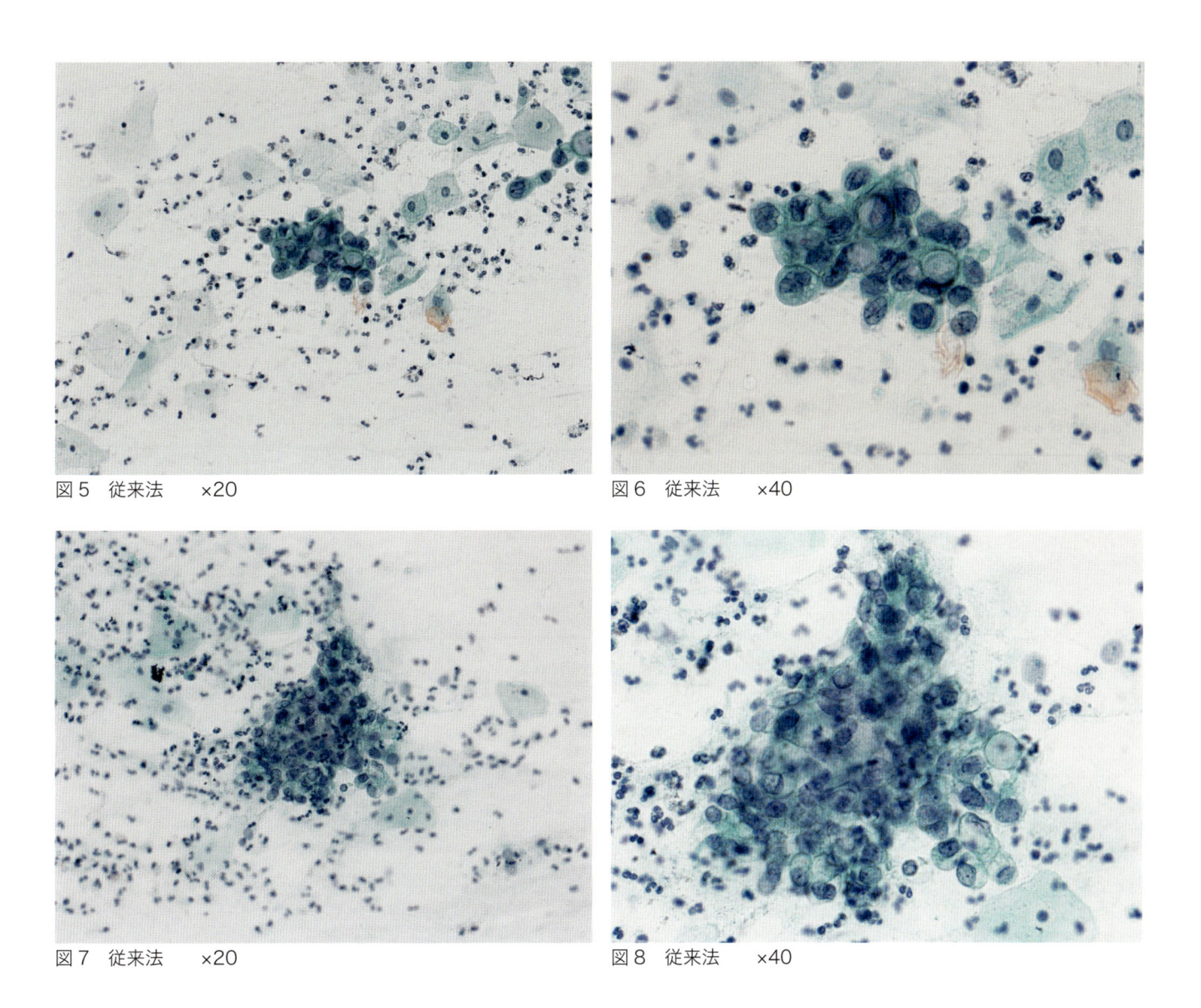

図6 従来法 ×40

図7 従来法 ×20

図8 従来法 ×40

7. 腺系病変　症例33　Adenocarcinoma（胃型粘液性腺癌）

材料：膣・頸部 / サーヴィカルブラシ　年齢：40歳代　臨床経過：経過観察中

細胞質内に黄色粘液を含む異型細胞を認める。シート状、不規則重積、極性の乱れを示す細胞集塊が出現し、細胞集塊辺縁のほつれ像がみられる。核は円形で核小体明瞭である。胃型粘液性腺癌を推定した。

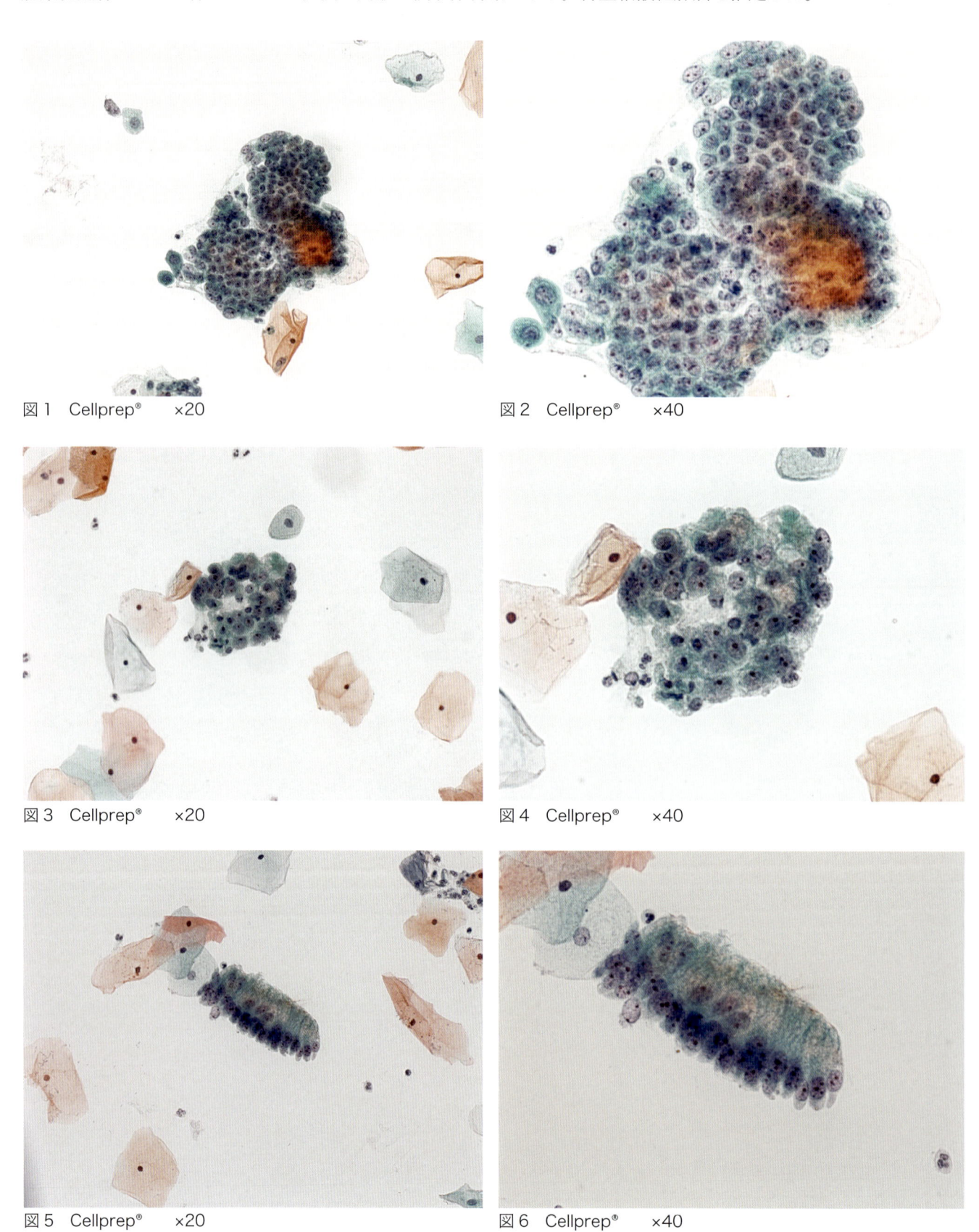

図1　Cellprep®　×20

図2　Cellprep®　×40

図3　Cellprep®　×20

図4　Cellprep®　×40

図5　Cellprep®　×20

図6　Cellprep®　×40

図7　従来法　×20

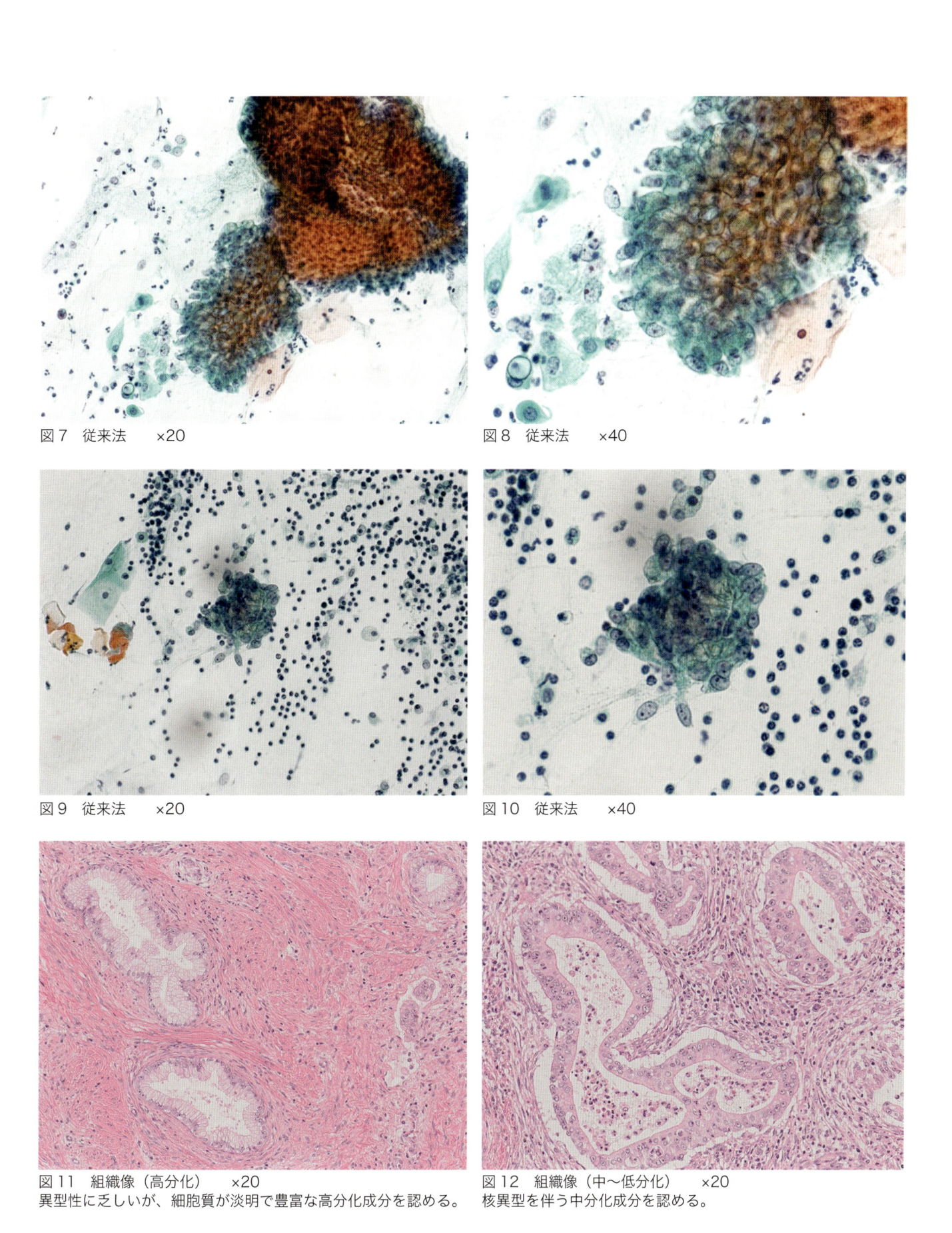

図8　従来法　×40

図9　従来法　×20

図10　従来法　×40

図11　組織像（高分化）　×20
異型性に乏しいが、細胞質が淡明で豊富な高分化成分を認める。

図12　組織像（中〜低分化）　×20
核異型を伴う中分化成分を認める。

7. 腺系病変　症例34　Adenocarcinoma（類内膜腺癌）

材料：膣・頸部 / サーヴィカルブラシ
年齢：40歳代　臨床経過：他院にて精査・治療指摘

N/C比が高い細胞が不規則に重積する。核は明るく、核小体明瞭である。結合性が強い乳頭状集塊が出現しており構造異型と捉える。体部類内膜腺癌が確認されており体部からの混入が考えられた。

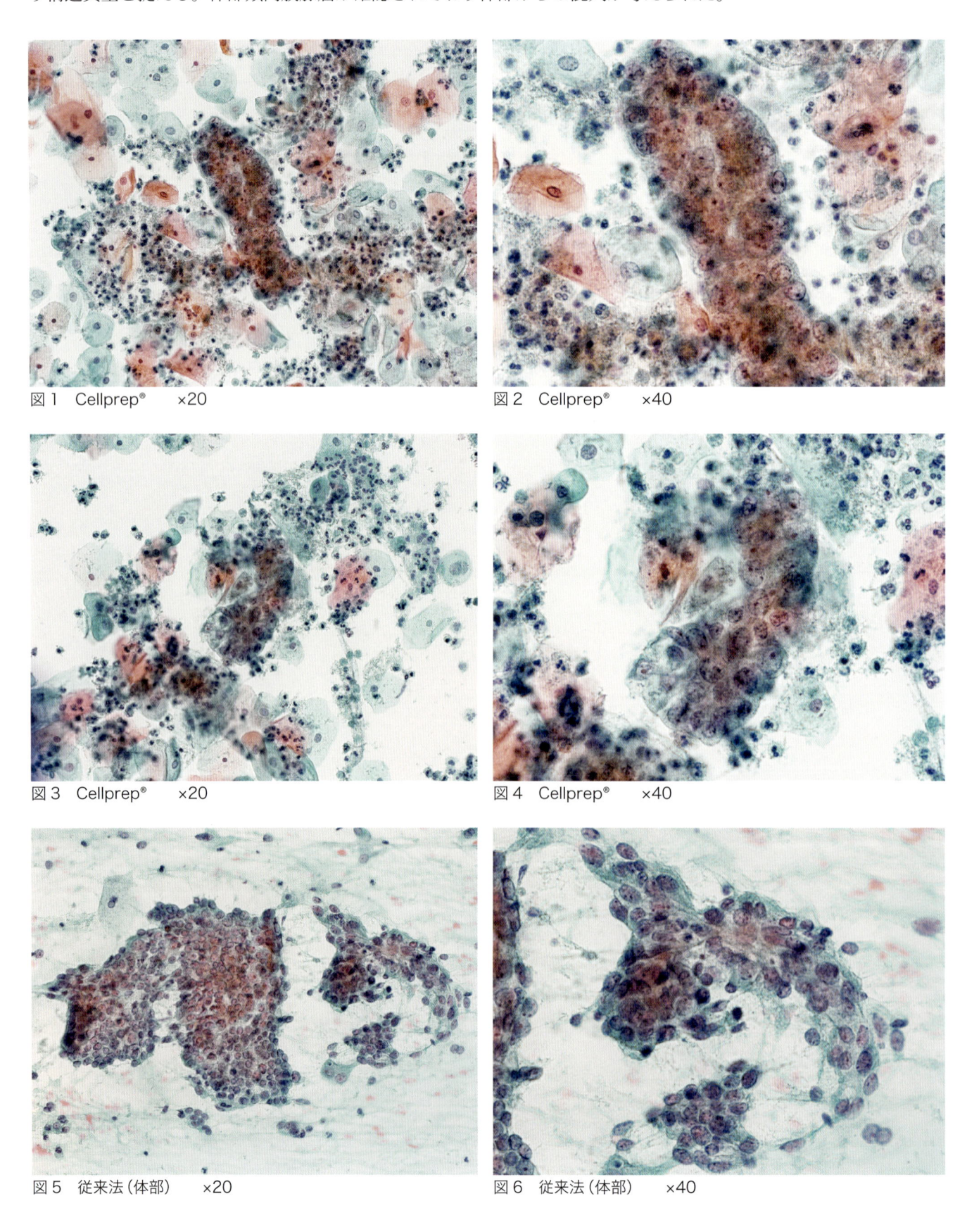

図1　Cellprep®　×20

図2　Cellprep®　×40

図3　Cellprep®　×20

図4　Cellprep®　×40

図5　従来法（体部）　×20

図6　従来法（体部）　×40

7. 腺系病変　症例35　Adenocarcinoma（漿液性腺癌）

材料：膣・頸部 / サーヴィカルブラシ　体部 / ソフトサイト（従来法）
年齢：50歳代　臨床経過：他院にて精査指摘

異型細胞は小集塊で散在性に出現している。個々の細胞は核異型が著明で明瞭な核小体を伴う。体部は漿液性腺癌が確認されており、類似した細胞と判定した。

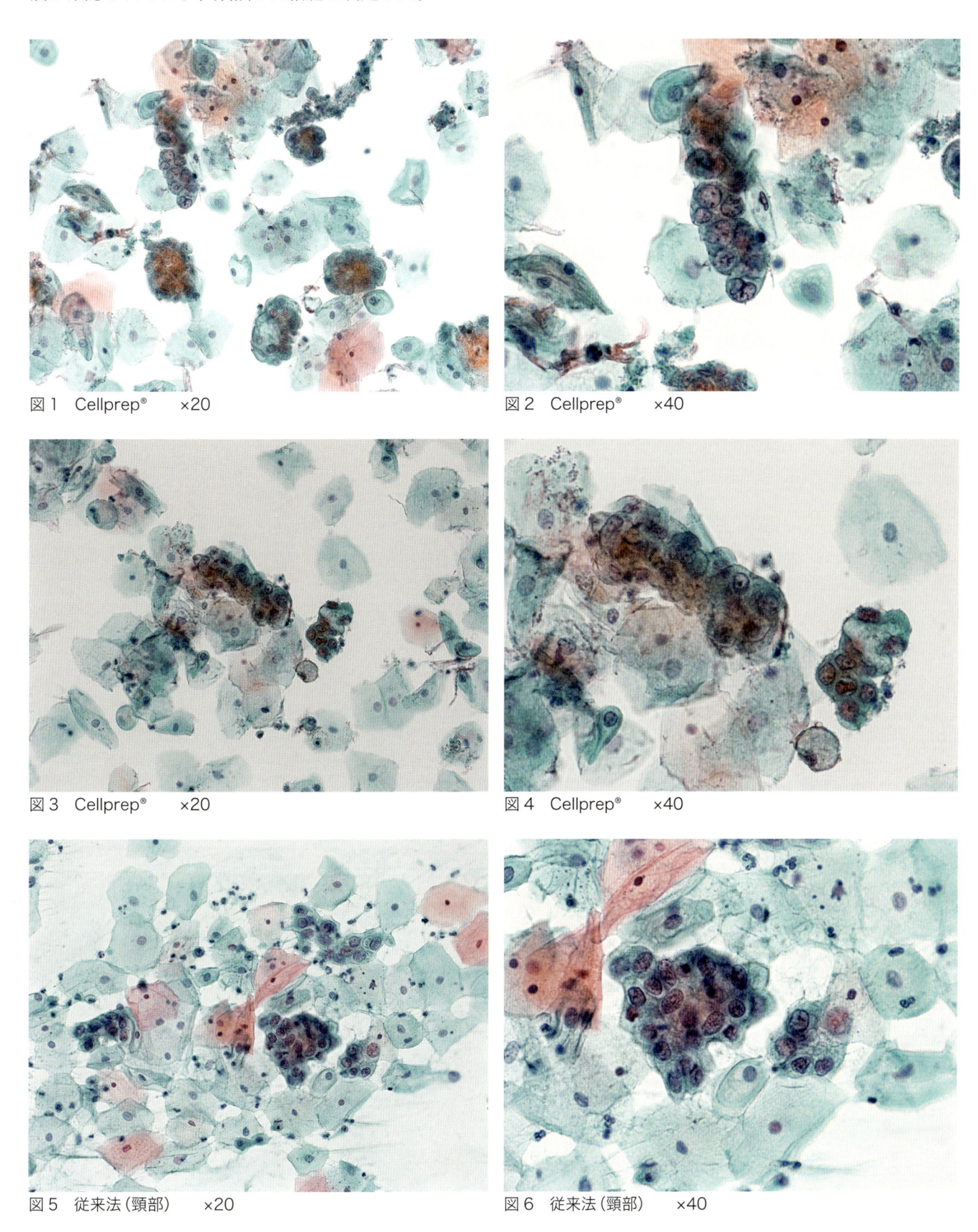

図1　Cellprep®　×20

図2　Cellprep®　×40

図3　Cellprep®　×20

図4　Cellprep®　×40

図5　従来法（頸部）　×20

図6　従来法（頸部）　×40

7. 腺系病変　症例36　Adenocarcinoma（明細胞腺癌）

材料：膣・頸部 / サーヴィカルブラシ　体部 / ソフトサイト（従来法）
年齢：40歳代　臨床経過：他院にて精査指摘

異型細胞はシート状配列を示す。細胞質は比較的豊富で淡く明るい。核は円形～類円形で、大小不同を示し、核小体明瞭である。核異型は著明でない。体部明細胞腺癌が確診されており、類似した細胞と判定した。

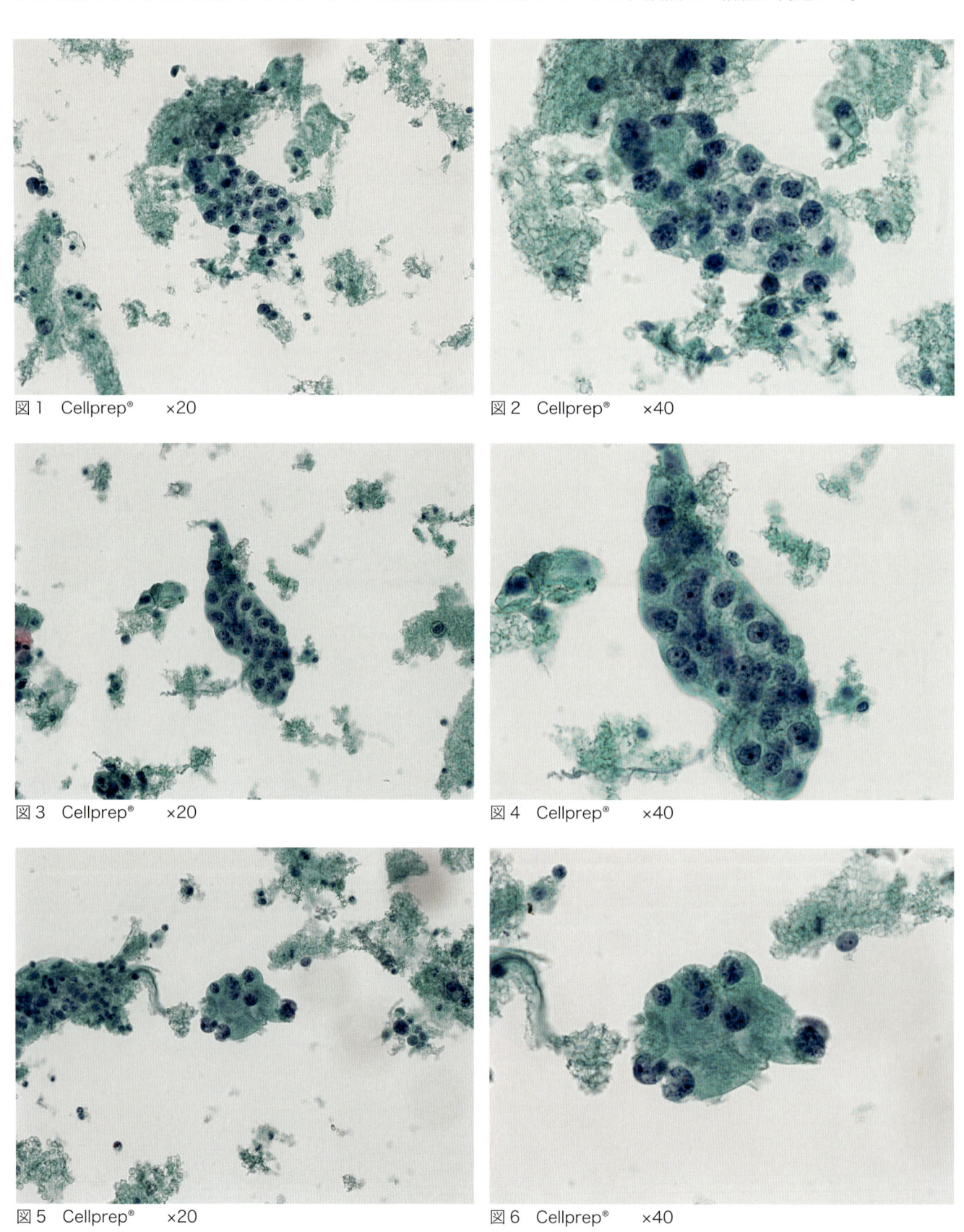

図1　Cellprep®　×20

図2　Cellprep®　×40

図3　Cellprep®　×20

図4　Cellprep®　×40

図5　Cellprep®　×20

図6　Cellprep®　×40

図7 従来法　×20（体部内膜標本）

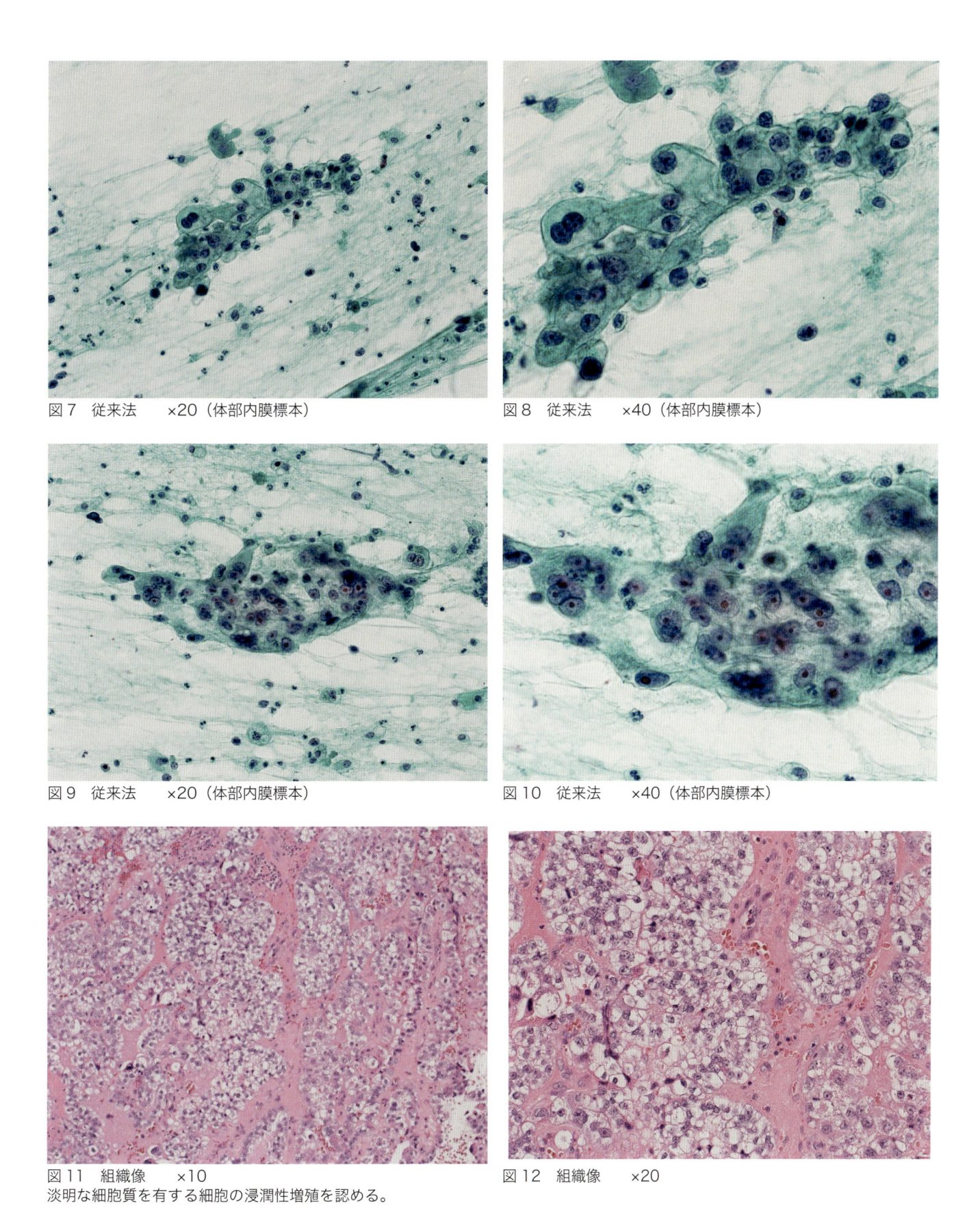

図8 従来法　×40（体部内膜標本）

図9 従来法　×20（体部内膜標本）

図10 従来法　×40（体部内膜標本）

図11 組織像　×10
淡明な細胞質を有する細胞の浸潤性増殖を認める。

図12 組織像　×20

8. 子宮頸部の免疫染色（CINtec® PLUS）

子宮頸癌のほとんどは HPV 感染に起因すると考えられている。その詳細なメカニズムは完全に解決されたとは言い難いが、おおまかな発症過程は次の通りである。

宿主細胞に感染した HPV の産生する E7 タンパク質は宿主細胞の細胞周期調節タンパク質である RB に結合し、その機能抑制や分解に働く。RB はもともと転写調節因子の E2F に結合しており、Cyclin D/CDK4 の働きにより RB がリン酸化され E2F が放出されることにより細胞周期が G1 期から S 期に進行する（図 1）。RB と E7 の結合も E2F 放出に働き、細胞周期回転に作用する（図 2）。p16 は CDK4 インヒビターでありもともと Cyclin D/CDK4 に結合することにより、RB リン酸化や E2F 放出を抑える効果がある。HPV 持続感染細胞では p16 の高発現が維持されていることが認められる。p16 発現を認めるのに細胞が細胞周期に入って増殖傾向にある場合は、腫瘍性変化（HSIL 以上）と考えることができる。

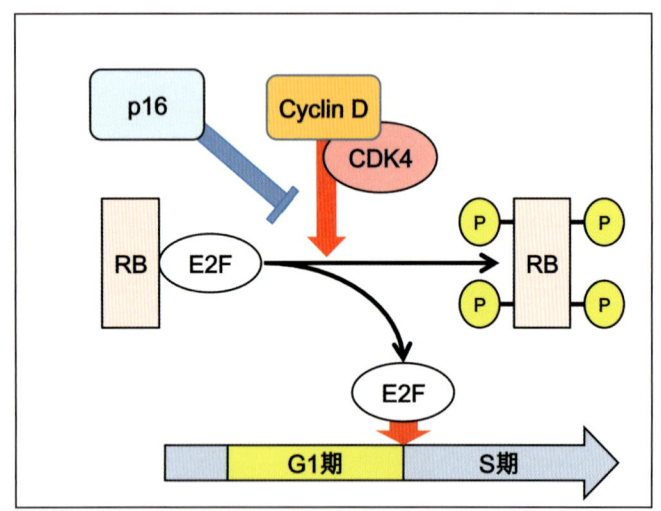

図 1　細胞周期が G1 期から S 期に進行

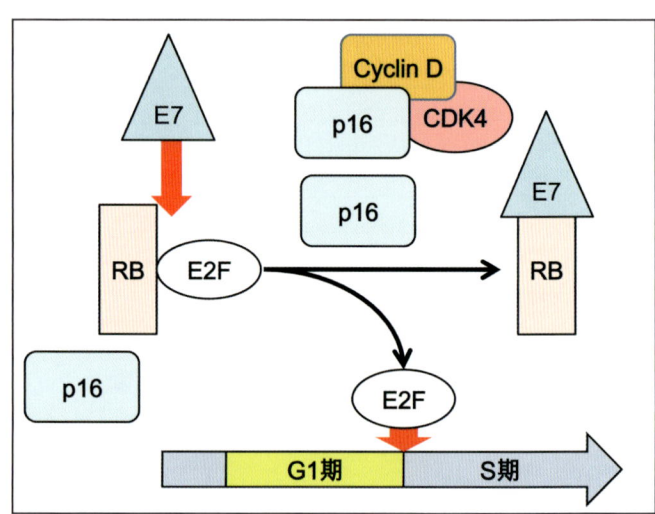

図 2　RB と E7 の結合も E2F 放出に働き、細胞周期回転に作用

よって、G0 以外の全ての細胞周期の核内タンパク質である Ki-67 免疫染色を細胞周期のマーカーとして p16 免疫染色と 2 重染色を行うことで、子宮頸部細胞を p16 (+)&Ki-67 (-): 反応性変化（図 3）、p16 (+)&Ki-67 (+): 腫瘍性変化（図 4）と判断できる。

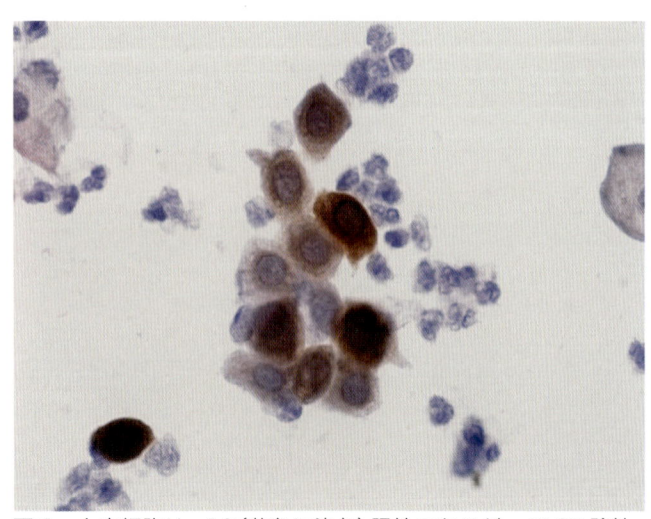

図 3　上皮細胞は p16（茶色に染色）陽性であるが、Ki-67 陰性

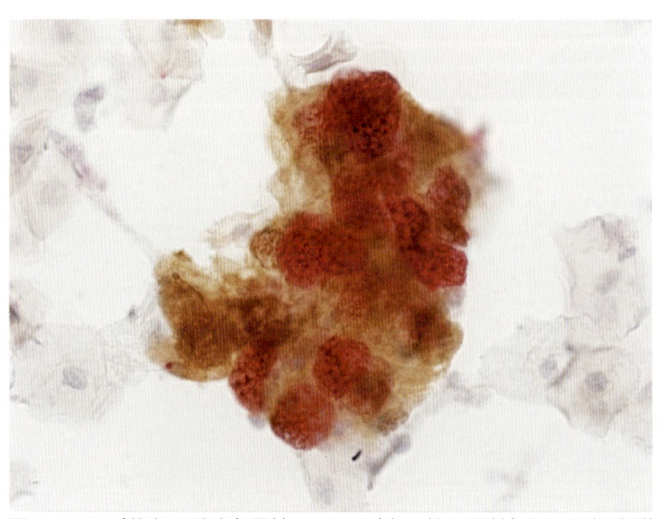

図 4　p16（茶色に染色）陽性、Ki-67（赤く核に陽性）を示す細胞群

8. 子宮頸部の免疫染色（CINtec® PLUS）

症例37　ASC-US

材料：膣・頸部/サーヴィカルブラシ　年齢：40歳代　臨床経過：円錐切除経過観察中

大小不同がみられる表層細胞の集団で、核周囲明庭を認める。クロマチンの増量はみられず、変性異型の可能性も否定できないため、ASC-USとした。

図1　Cellprep®　×20

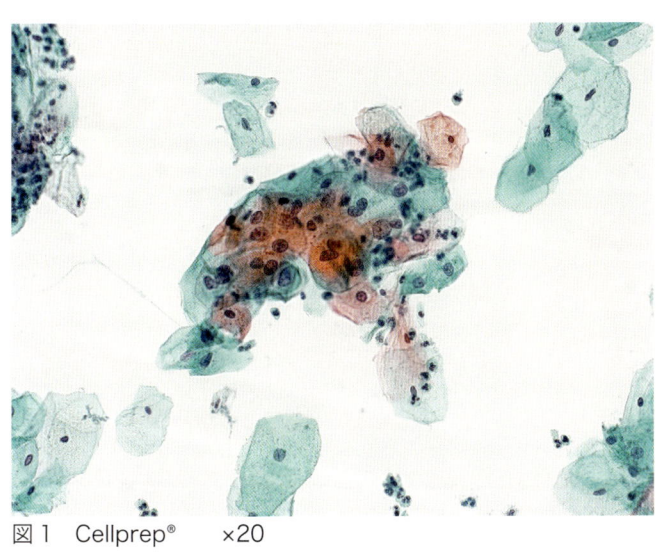

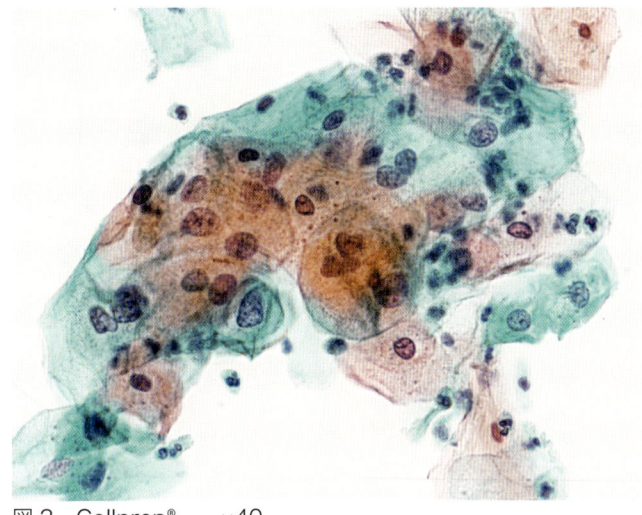

図2　Cellprep®　×40

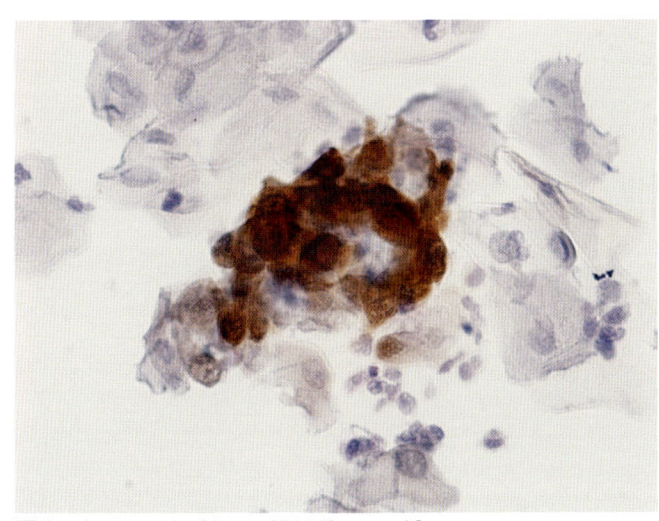

図3　Cellprep®+CINtec®PLUS　×40
一部p16陽性を示すが、同一細胞内でのKi-67は認められず高度病変は否定的。

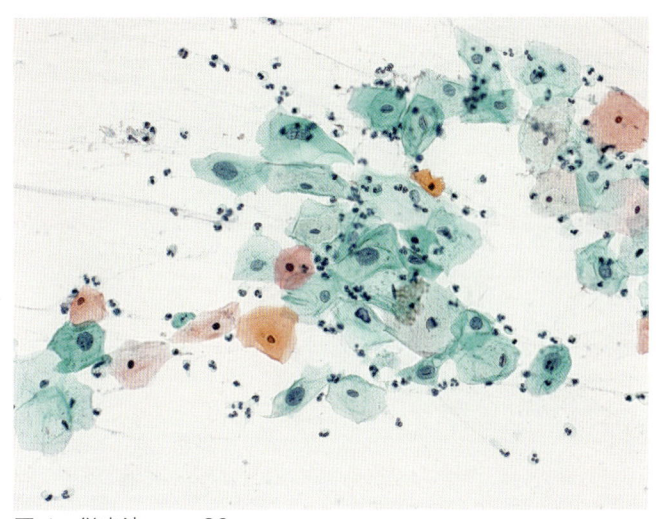

図4　従来法　×20

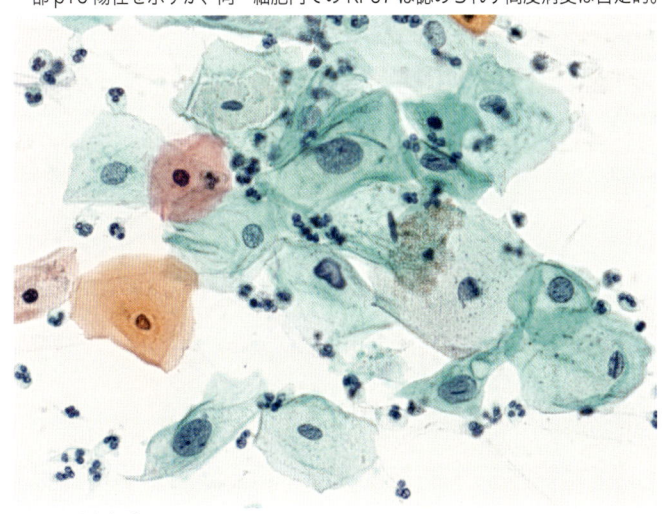

図5　従来法　×40

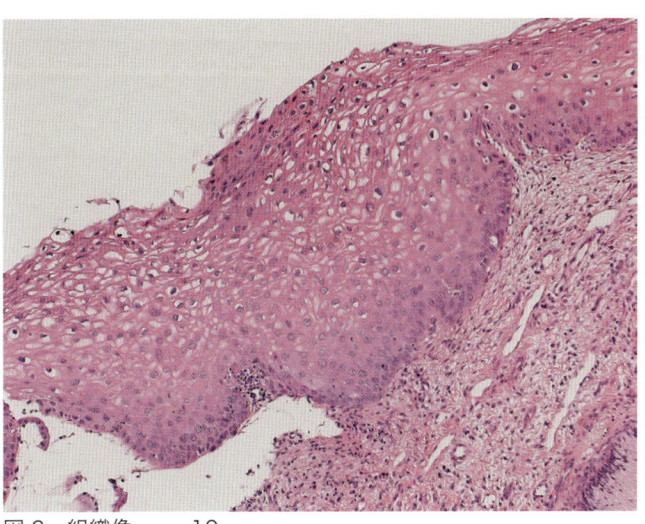

図6　組織像　×10

8. 子宮頸部の免疫染色（CINtec® PLUS）
症例38　LSIL（CIN1）

材料：膣・頸部/サーヴィカルブラシ　年齢：30歳代　臨床経過：検診にて精査指摘

核腫大、大小不同を認める表層細胞の集団。個々の細胞は様々なクロマチンパターンを示すことから、LSIL（CIN1）とした。

図1　Cellprep®　×20

図2　Cellprep®　×40

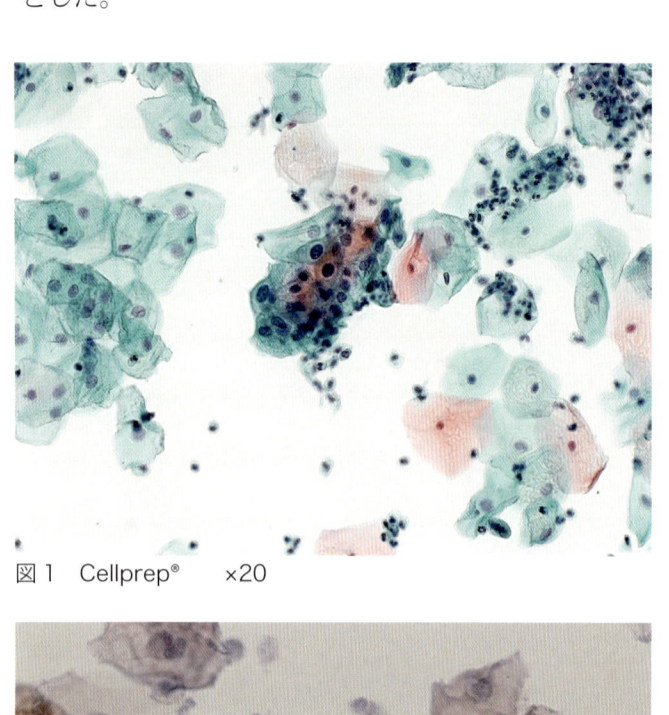

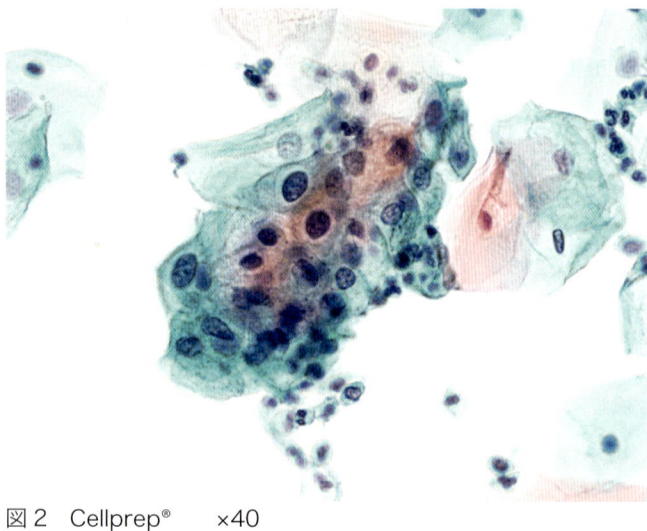

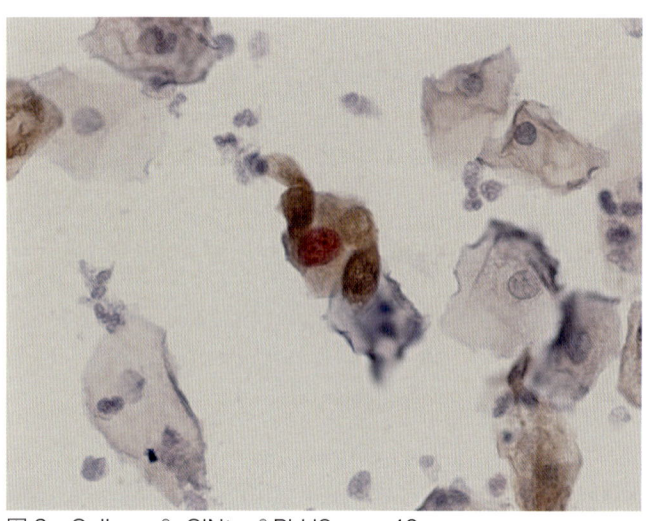

図3　Cellprep®+CINtec® PLUS　×40
p16陽性を示し、同一細胞でのKi-67陽性像を認める。

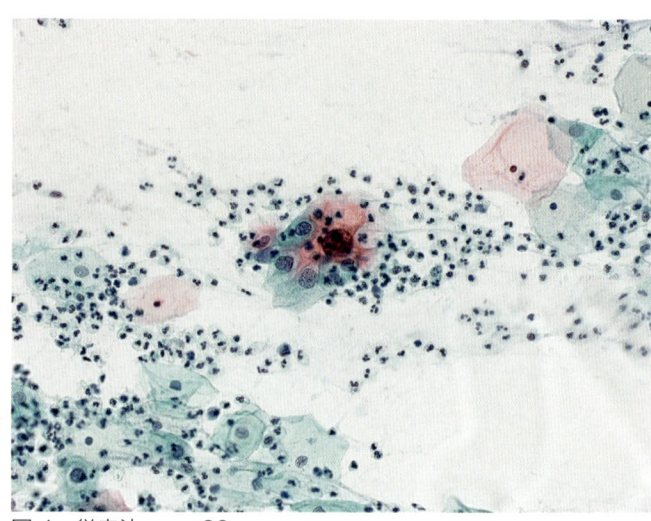

図4　従来法　×20

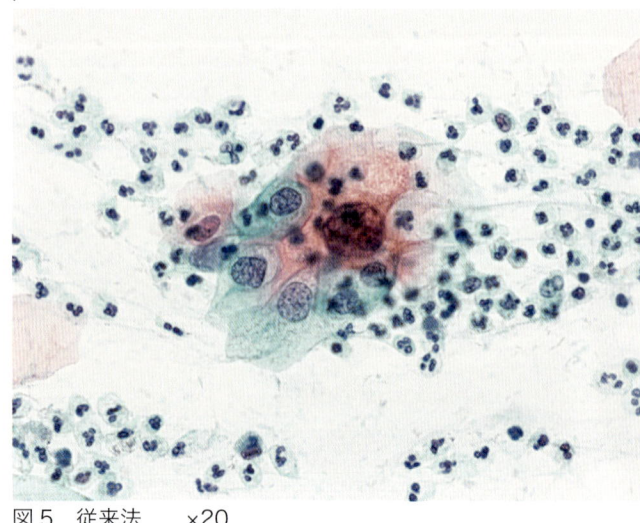

図5　従来法　×20

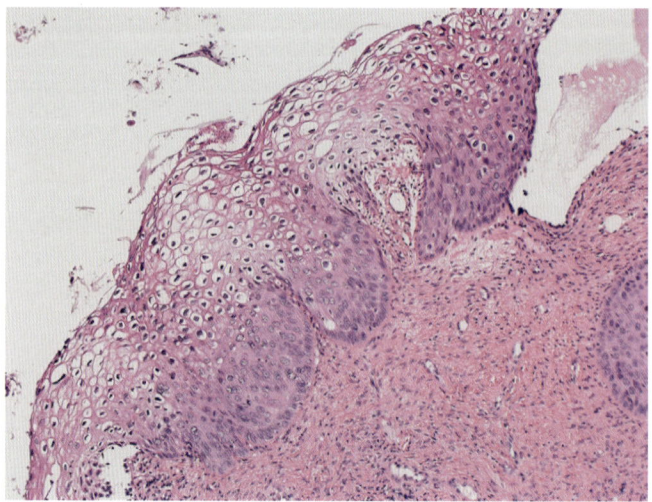

図6　組織像　×10

8. 子宮頸部の免疫染色（CINtec® PLUS）
症例39 HSIL（CIN2）

　材料：膣・頸部/サーヴィカルブラシ　年齢：40歳代　臨床経過：検診にて精査指摘

核腫大を示す中層〜傍基底細胞の集団。高度異形成とするにはN/C比が低く、クロマチンの増量も少ないことからHSIL（CIN2）とした。

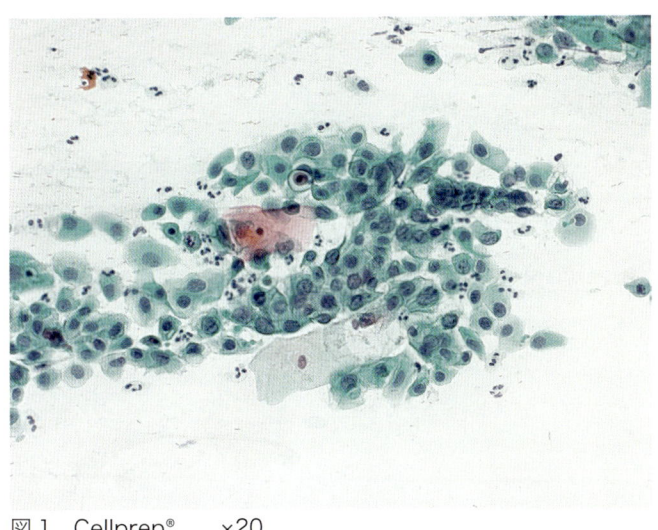

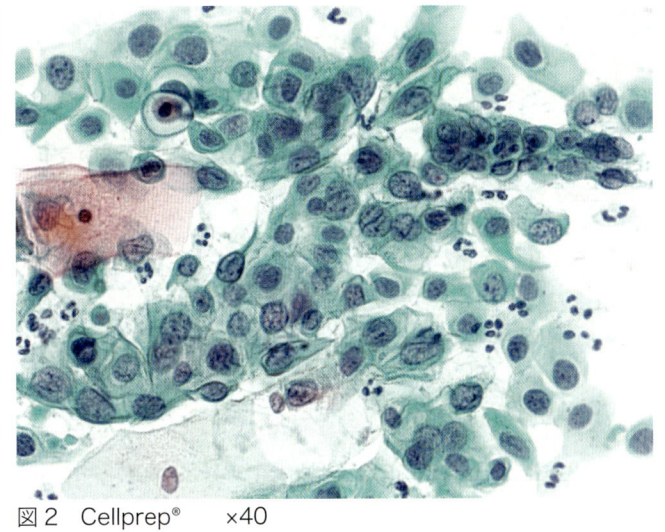

図1　Cellprep®　×20

図2　Cellprep®　×40

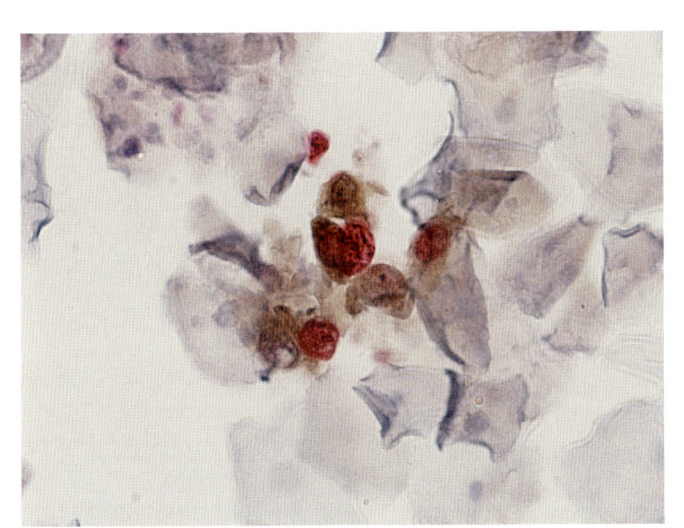

図3　Cellprep®+CINtec® PLUS　×40
p16陽性を示し、一部に同一細胞内でのKi-67陽性像を認める。

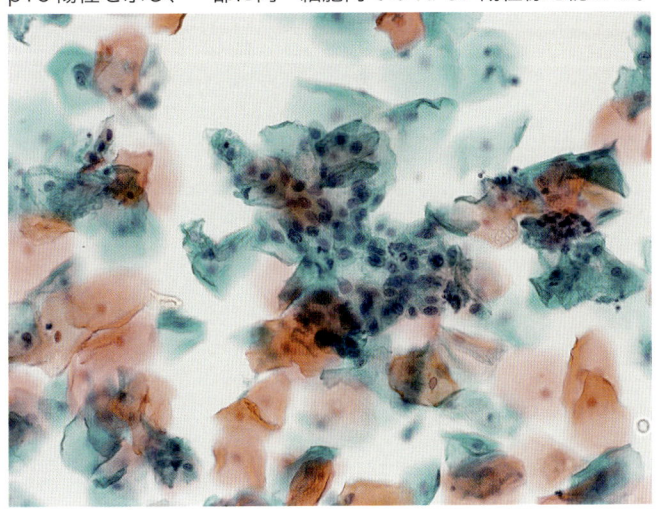

図4　従来法　×20

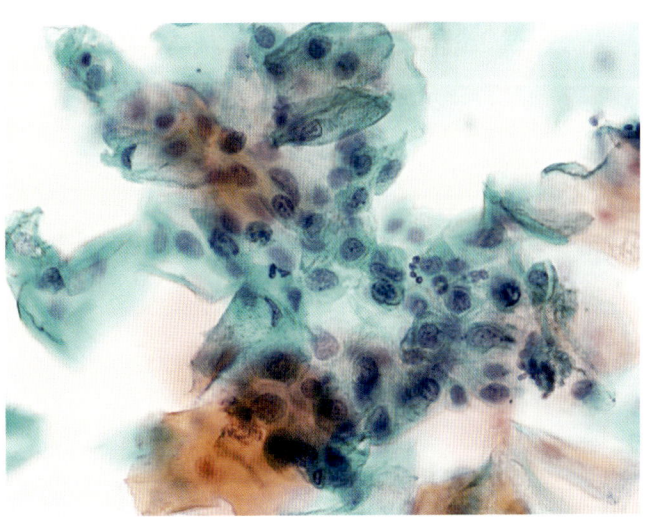

図5　従来法　×40

8. 子宮頸部の免疫染色（CINtec® PLUS）

症例40 HSIL（CIN2〜3）

材料：膣・頸部/サーヴィカルブラシ　年齢：50歳代　臨床経過：検診にて精査指摘
N/C比の高い中層〜傍基底細胞の集団。クロマチンの増量をみるが、核異型は著明でない。HSIL（CIN2〜3）とした。

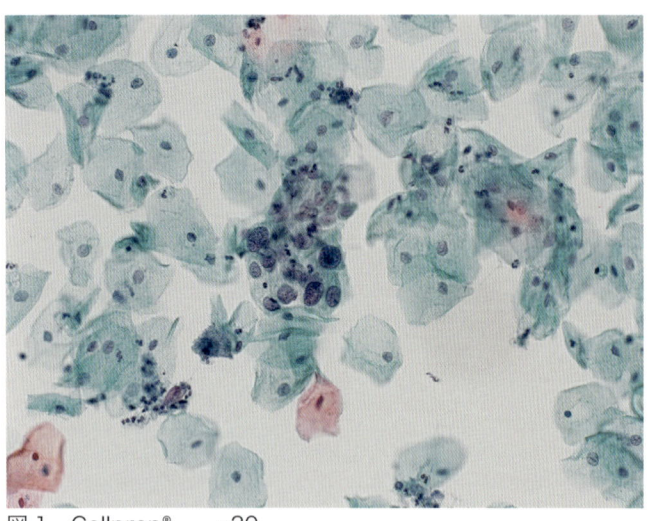

図1　Cellprep®　×20

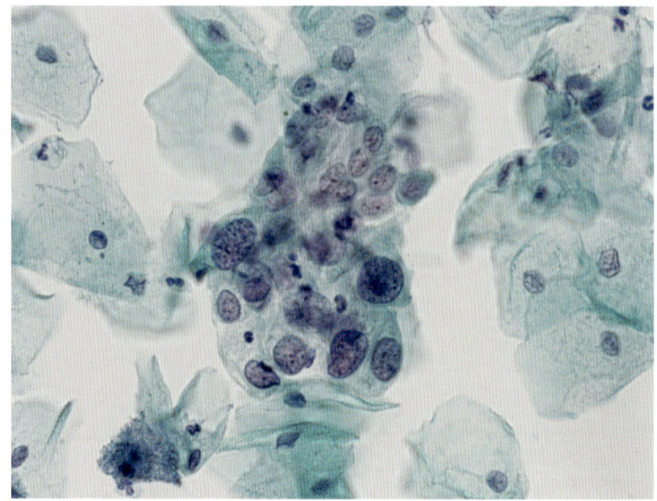

図2　Cellprep®　×40

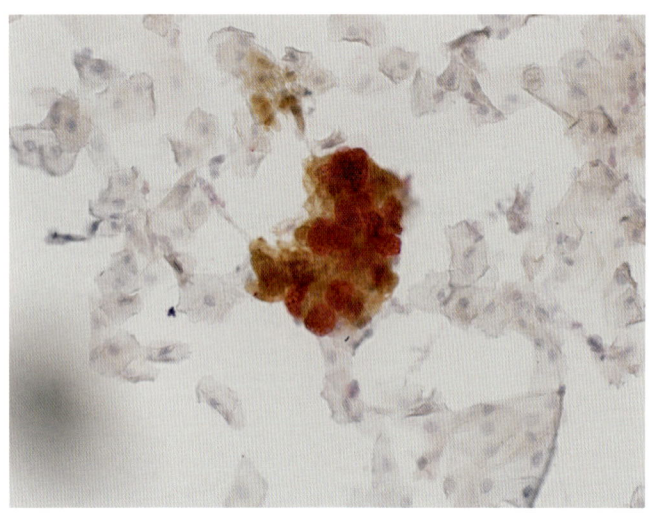

図3　Cellprep®+CINtec® PLUS　×20
びまん性にp16陽性を示す小集塊。同一細胞内にKi-67陽性像を認める。

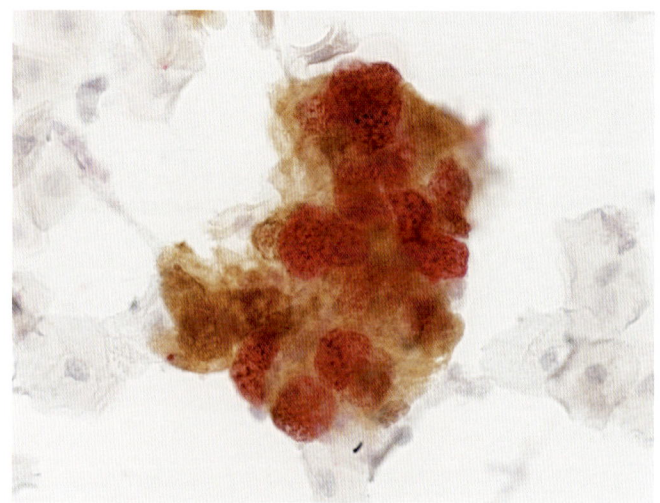

図4　Cellprep®+CINtec® PLUS　×40
正常の細胞周期を逸脱した状態を示している。

8. 子宮頸部の免疫染色（CINtec® PLUS）

症例41　HSIL（CIN3）

材料：腟・頸部/サーヴィカルブラシ　年齢：40歳代　臨床経過：他院にて精査・治療指摘

N/C比の高い傍基底細胞の集団。粗なクロマチンパターンを示し、核小体明瞭である。HSIL（CIN3）とした。

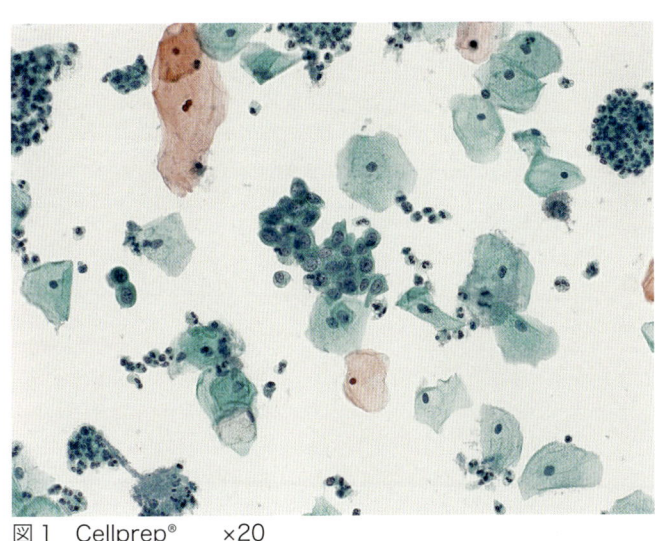

図1　Cellprep®　×20

図2　Cellprep®　×40

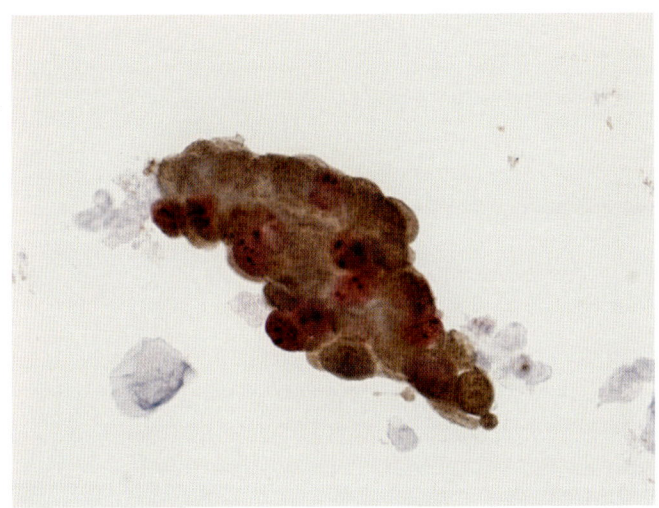

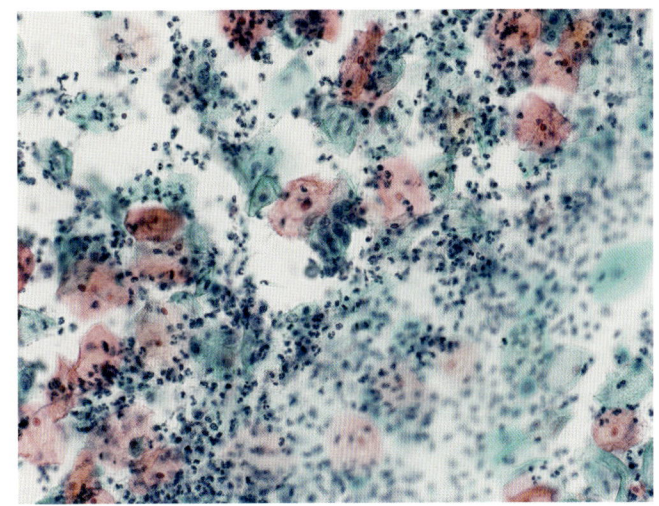

図3　Cellprep®+CINtec® PLUS　×40
びまん性にp16陽性を示す小集塊。同一細胞内にKi-67陽性像を認める。

図4　従来法　×20

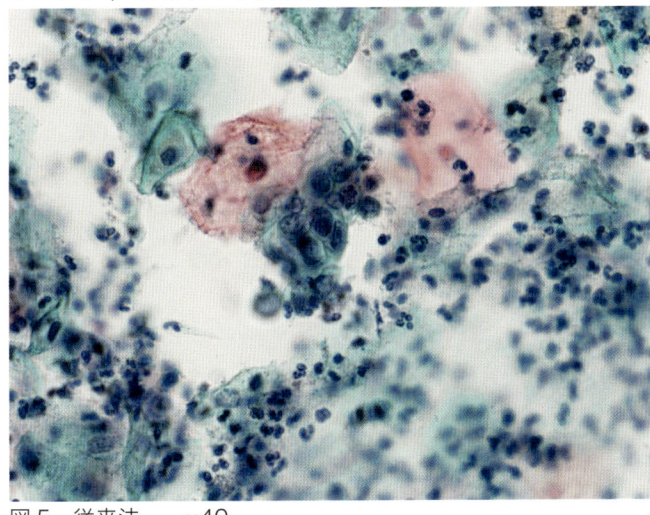

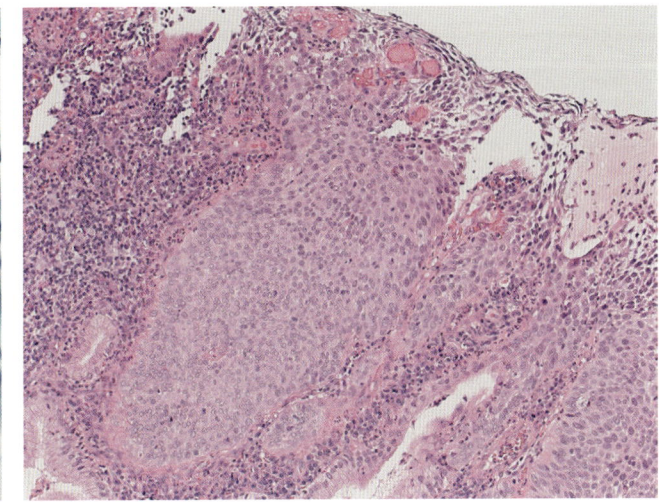

図5　従来法　×40

図6　組織像　×10

第4章
Cellprep® による細胞診判定の注意

1. 従来法との相違点

従来法と比較したCellprep®での細胞形態の特徴は、以下の通りである。

1）乾燥標本はない
検体をバイアルにただちに入れることにより、乾燥による不適正標本はまず発生しない（図1）。

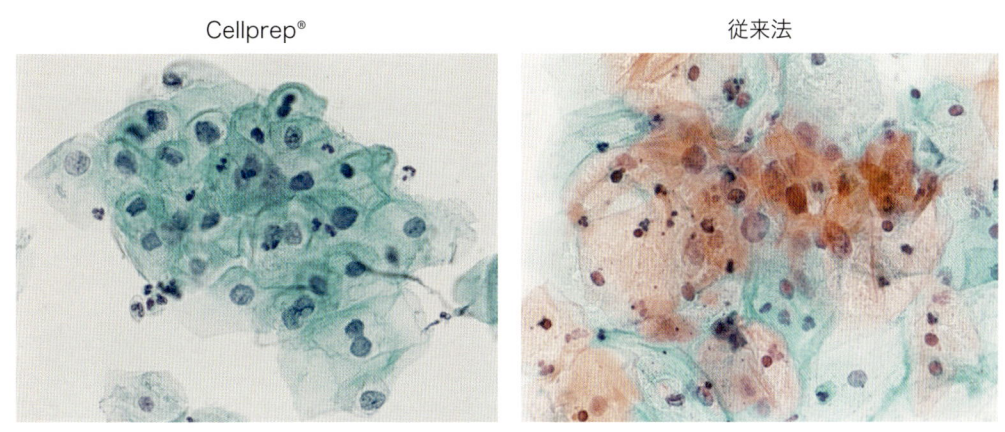

図1　子宮頸部：LSIL（CIN 1）

2）背景がきれいで、壊死が少なく、炎症性細胞は集塊状に出現する。
粘液融解、溶血により、夾雑物は取り除かれる。炎症性細胞や壊死物質はスライドに付着しにくく、従来法に比べて出現頻度が低くなる。炎症性細胞は集塊状になったものがスライドに付着する（図2）。

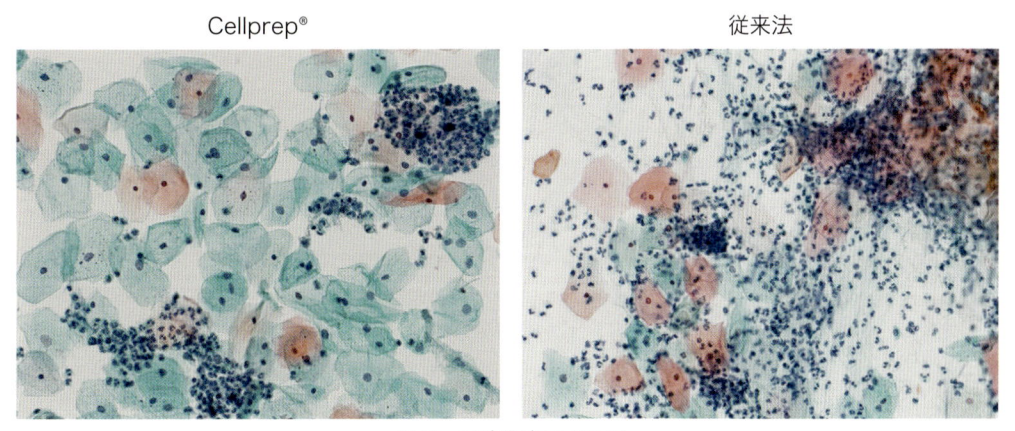

図2　子宮頸部：NILM

3) 大集塊は断片化され、細胞集塊の立体性が失われる。細胞の重なりは少なくなる。

処理過程で攪拌され、集塊は断片化し、細胞集塊は平面的に分布するようになる（図3）。

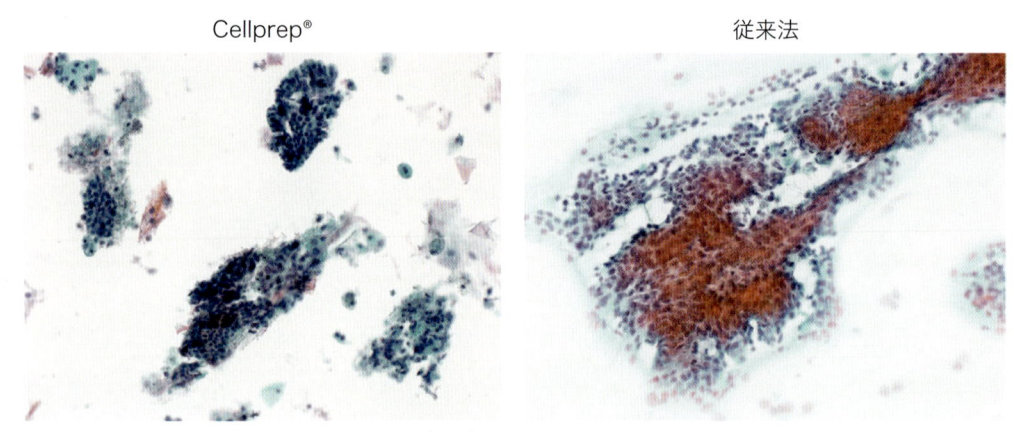

図3　子宮頸部：Adenocarcinoma

4) 細胞内粘液が減少することがある

粘液処理することにより、背景はきれいになるが、細胞内粘液も影響をうけ、やや不明瞭になることがある（図4）。

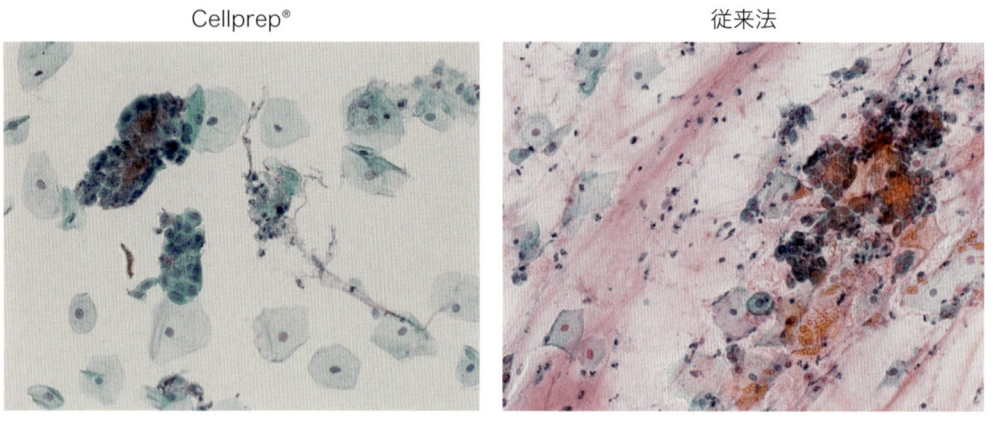

図4　子宮頸部：NILM

5) 細胞質が薄い細胞では辺縁が不明瞭になり、細胞が大きくなる傾向にある

風圧を受けることにより細胞辺縁が不明瞭になる場合がある。これは細胞質が淡く染色される細胞に多い。また、細胞の大きさが従来法に比べてやや大きくなることがある。これは腺系の細胞において顕著であり、扁平上皮系、とくに分化し細胞質が豊富な細胞では変化は少ない（図5）。

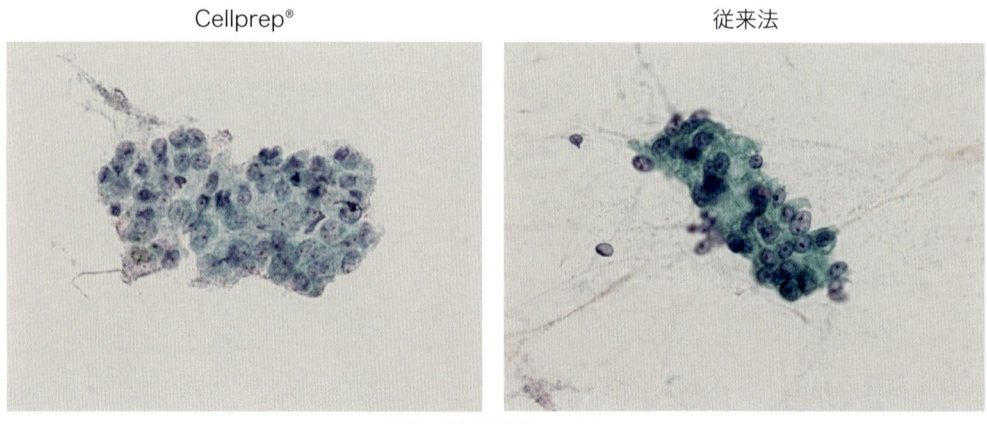

図5　子宮頸部：AGC

6）クロマチン所見が明瞭となり、核小体も明瞭になる（図6、図7）

図6　子宮頸部：HSIL（CIN3）

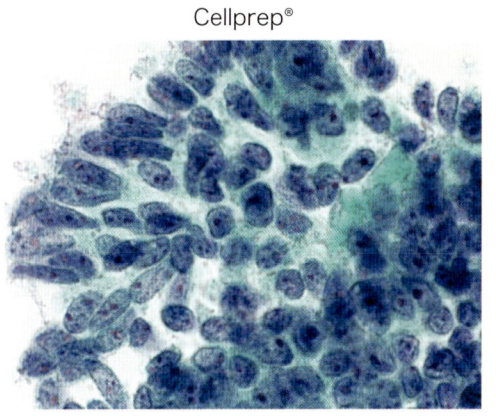

図7　子宮頸部：Adenocarcinoma

2. 細胞の見方

　Cellprep® で作成した細胞の見方は、基本的に従来法と相違はないが、従来法とは異なる以下の特徴を念頭に置く必要である。

1）背景がきれいである
　背景がきれいであり、壊死性背景は認めにくい。また、炎症性細胞が集塊状に出現しスクリーニングには便利であるものの、標本の炎症度合いの判定が困難である。少数であっても小集塊で出現する壊死物質や炎症性細胞を認める症例においては、実際は壊死、炎症所見が著明である可能性が高いことを念頭においてスクリーニングするべきである。

2）個々の細胞所見を観察する
　保存液には粘液融解作用があり、また標本作製の過程で攪拌工程があるため、特に扁平上皮系において細胞は互いに乖離する傾向にある。そのため、個々の細胞所見を仔細に観察する必要がある。細胞質の染色性（濃い）、N/C比（大）、クロマチン異常などが重要な鑑別点である。また、異型細胞の出現頻度が少ない症例もあり慎重なスクリーニングが必要となる（図8）。

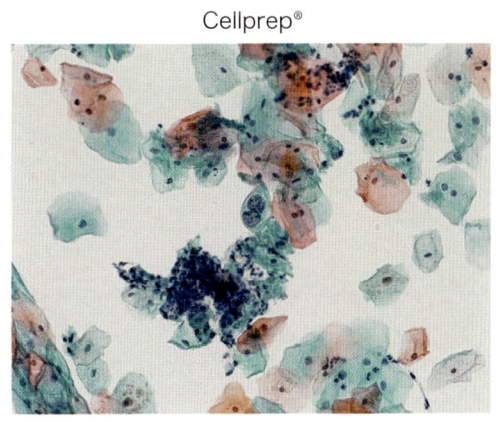

図8　子宮頸部：HSIL（CIN 3）

3) 集塊で出現している細胞の観察

集塊は従来法と比較すると断片化する傾向にあるが構造異型は保たれている。従来法と同様に細胞の配列、核の大小不同、クロマチン異常など鑑別所見になる。ただ、細胞質不明瞭な細胞集塊では、扁平上皮系、腺系、あるいは組織球系か鑑別困難な場合がある。集塊辺縁の個々の細胞の細胞質を観察する必要がある（図9）。

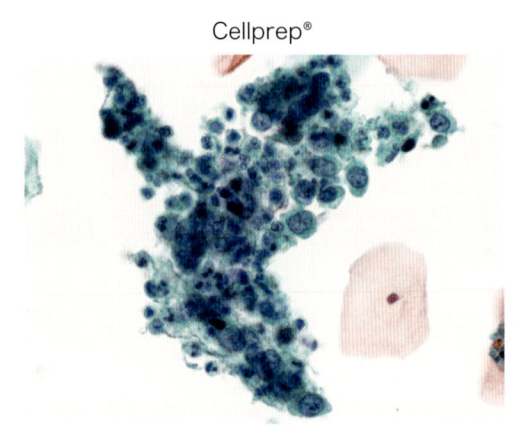

図9　子宮頸部：SCC

4) 核の観察

クロマチンは細かく、核は明るくなり核小体が明瞭になる傾向にある。Cellprep® に慣れないうちは、クロマチンが微細で、クロマチンの増量を判定できないケースや、核小体が明瞭なために非腫瘍性腺系細胞を腺癌細胞としてしまうケースがでてくるかもしれないので注意を要する。個々のクロマチンパターンの異常自体は明確に認識することができ、核異型や核縁肥厚などもしっかり観察することができる。しかし、クロマチンパターンのみでは鑑別困難な症例もあるので、細胞質の性状、N/C 比、細胞の大小不同、細胞配列など総合的に判定することが重要である（図10、図11）。<u>核染色は従来法よりやや長めに設定する事で従来法とより近い感覚で観察できるので、これを推薦したい。</u>

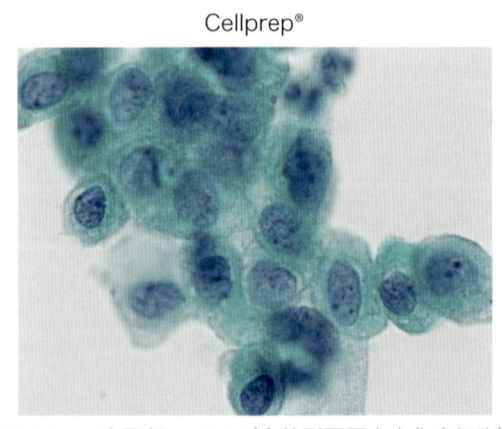

図10　子宮頸部：NILM（未熟型扁平上皮化生細胞）　　図11　子宮頸部：HSIL（CIS）

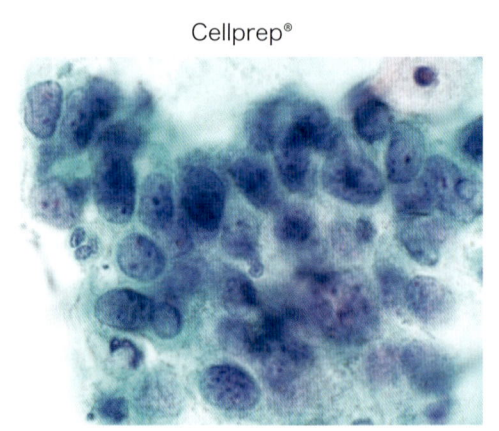

3. Cellprep® 導入後の判定の変化について

子宮頸部細胞診判定はベセスダシステムに準拠し、検体の適・不適を評価したうえで、判定は推定病変を併記している施設が多いと考える。我々の経験では、Cellprep® 導入後、細胞所見の

不安もあるので、炎症による核増大細胞、頸管腺細胞と扁平化生細胞との鑑別困難な細胞などを ASC-US としていた。よって最初は ASC-US が増加する傾向があった。逆に、ASC-H は減少し SIL と確診できる場合が増えてきた。これはクロマチン所見が明瞭になったためと考える。いずれにせよ、ASC とする細胞は鑑別困難なことも多いので、ASC が続く症例では特に免疫染色を併用するのが望ましいと考える（図 12）。

Cellprep®+CINtec® PLUS

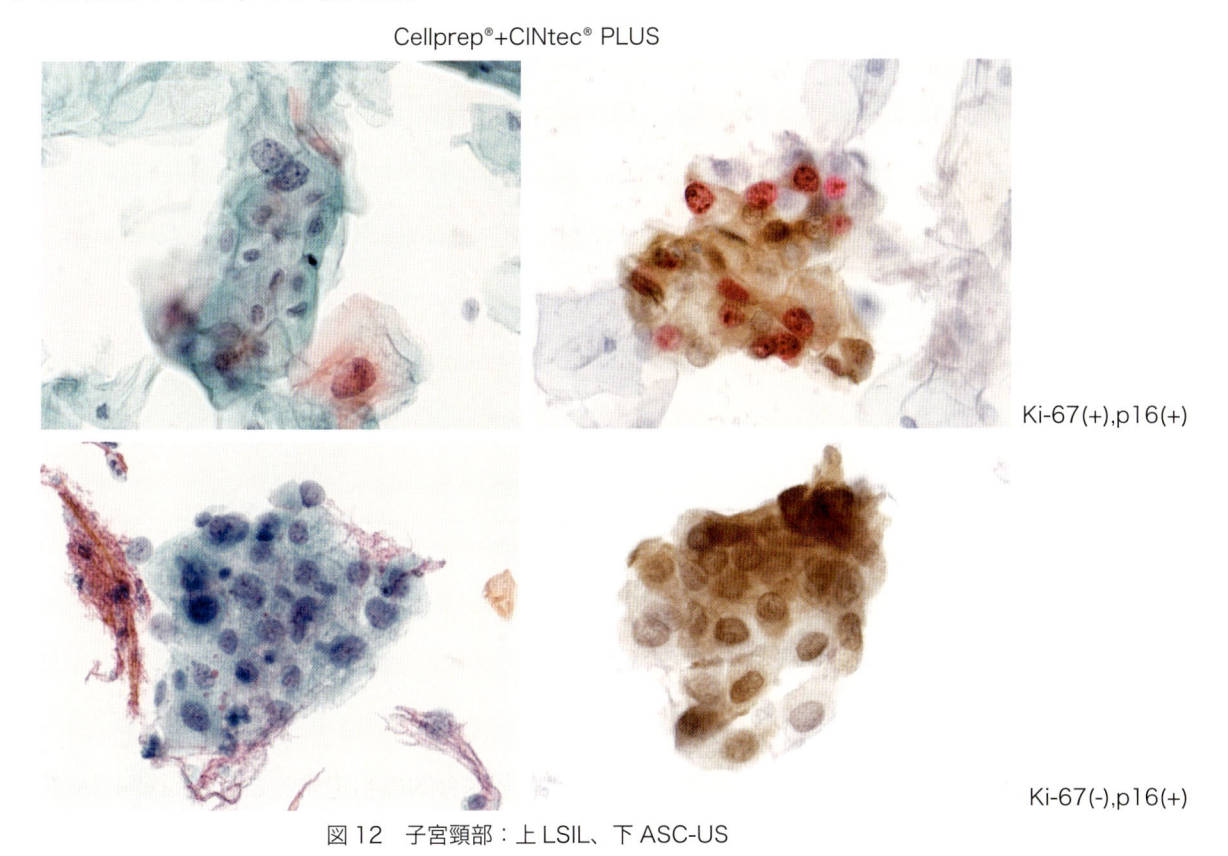

Ki-67(+),p16(+)

Ki-67(-),p16(+)

図12　子宮頸部：上 LSIL、下 ASC-US

4. 子宮内膜細胞と妊婦細胞への応用

　子宮内膜細胞診に対する液状化細胞診断は現状では保険適応になっておらず、積極的に内膜を液状化細胞診で診断しようとする施設も少ない。よって本アトラスは、子宮頸部細胞診のみを対象として作成した。内膜細胞診検体を液状化細胞診標本作製すると細胞集塊は断片化されるものの構造異型は十分確認でき、診断的有用性はあると考える（図 13）。今後の状況をみたうえで採用する施設が増える傾向にあれば、子宮内膜細胞診に対する液状化細胞診アトラス発行を引き続き検討していきたい。

Cellprep®

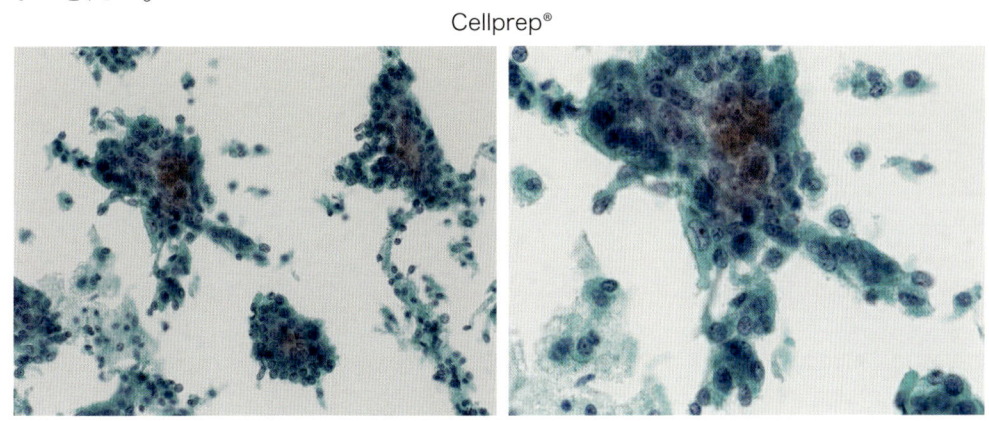

図13　子宮内膜：類内膜腺癌

Cellprep® では綿棒を保存液に入れたままでの標本作製も可能であり、細胞採取に綿棒が使用される妊婦検診にも簡単に応用することができる。綿棒採取検体であっても、十分な細胞量が確保されていることから診断的有用性も高い(図14、図15)。検体採取に綿棒を用いる出血時、手術後断端経過観察、腹壁の細胞採取などにおいても Cellprep® は有用である。

Cellprep®+CINtec® PLUS

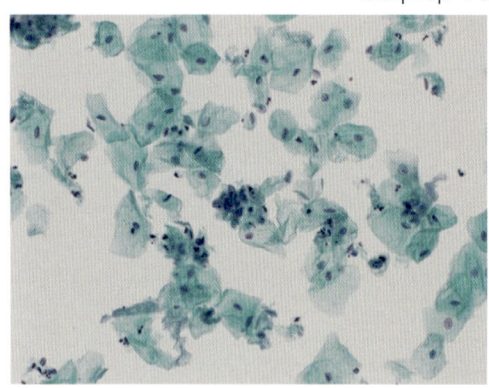

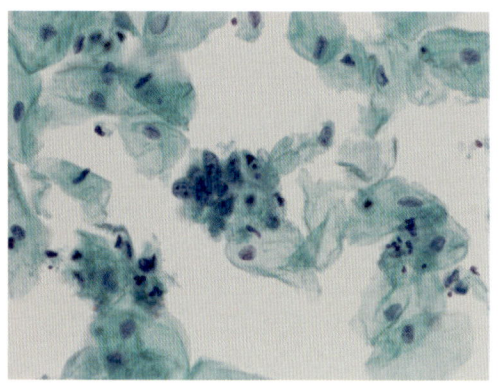

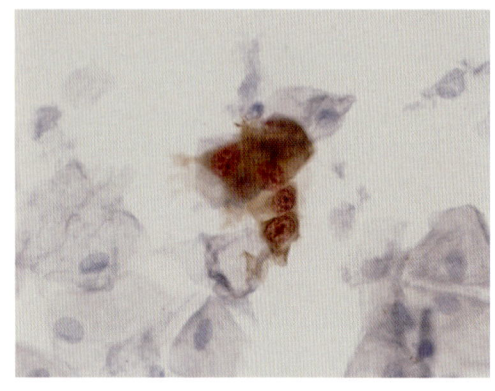

図14　子宮頸部：妊婦健診にて細胞診異常指摘

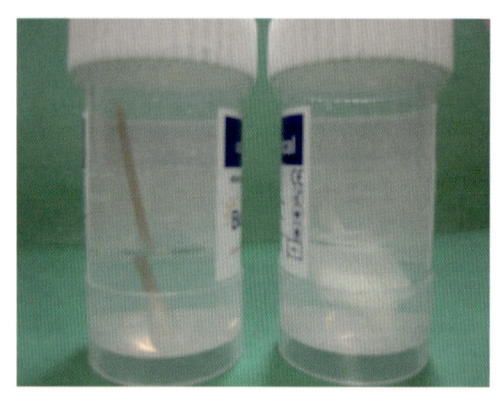

図15　綿棒およびブラシ採取検体

液状化細胞診（Cellprep®）
婦人科子宮頸部細胞診アトラス

定価：3,600 円＋税

2015 年 6 月 10 日　第一刷発行

著　者　冨田　裕彦
　　　　竹中　明美

発行者　大塚　忠義

発行所　学際企画株式会社
　　　　〒171-0031　東京都豊島区目白 2-5-24 第 2 ビル
　　　　http://www.gakusai.co.jp/
　　　　TEL：03-3981-7281（代）　FAX：03-3981-7284

印　刷　株式会社スバルグラフィック

Ⓒ無断転用・複製禁ず（落丁・乱丁本はお取り替え致します）
ISBN978-4-906514-87-8 C3047 ¥3600E